Fundamentos de la Acupuntura Balance

Manual de Referencia Clínica

Dr. Sonia F. Tan, DAOM, R.Ac., R.TCM.P.

ISBNs
978-1-7361614-7-0 (paperback)
978-1-7361614-8-7 (hardcover)
978-1-7361614-6-3 (eBook)

Published by: Sonia F Tan Inc

TESTIMONIOS

"El difunto Dr. Richard Tan solía decir frecuentemente que quería que sus estudiantes llevaran sus enseñanzas más allá del nivel mental y las integraran en su corazón. Sonia Tan ha logrado claramente esto y encarna plenamente el conocimiento del Método de Balance. Ella es una maestra dotada que puede guiar a sus estudiantes desde los primeros hasta los niveles avanzados de aprendizaje en este maravilloso arte."

—John Maxwell, MTOM, L.Ac.
Estudiante Senior y uno de los "Primeros Dieciséis" del Dr. Richard Teh-Fu Tan, OMD, L.Ac.

"Verdaderamente un libro para las masas de acupunturistas tradicionalmente entrenados, *Fundamentos de la Acupuntura Balance: Manual de Referencia Clínica* de Sonia Tan claramente y de manera sucinta expone el por qué y el cómo de la Acupuntura del Método de Balance. Ella continúa el compromiso del fallecido Shifu Richard Tan con sus estudiantes de no sólo 'mantenerlo simple', sino también evitar los problemas comunes del conocimiento encerrado y la transmisión engañosa de información incompleta. Espero una escritura igualmente magistral en sus futuros volúmenes sobre Acupuntura del Método de Balance y Metafísica China."

—Howard Chen, MD, FAAMA, ABOIM
Estudiante Senior, el único aprendiz médico y uno de los "Primeros Dieciséis" del Dr. Richard Teh-Fu Tan, OMD, L.Ac.

"Este libro es una excelente fuente de referencia para los practicantes de Medicina Tradicional China que buscan desarrollar su comprensión del método de Acupuntura de Balance. Suficientemente sofisticado para los practicantes experimentados de

MTC y lo suficientemente claro para aquellos con menos experiencia, la Dra. Sonia Tan crea un camino fácil de seguir para quienes buscan mejorar sus habilidades y práctica en beneficio de los pacientes. La Dra. Tan utiliza excelentes ejemplos y ayudas visuales para hacer que la comprensión sea casi sin esfuerzo. Este libro es una oportunidad para aprender y crecer, escrito por una de las líderes de pensamiento en el campo."

—Nadiya Melnyk, DAOM, L.Ac., MACP
Fundadora, Wisdom of Health, Inc., Chicago, IL
Autora de *Women's Health: Western and Eastern Perspective*

"Llevo diecisiete años como acupunturista. . . Hace dos años descubrí la Acupuntura del Sistema de Balance. ¡Fue amor a primera vista! Este estilo de acupuntura resuena tanto conmigo que me sumergí de inmediato en su estudio y práctica. Tuve la fortuna de estar entre los primeros estudiantes en Langara College bajo la enseñanza de la Dra. Sonia Tan. Ahora practico exclusivamente la Acupuntura del Sistema de Balance. Con este nuevo manual clínico de Acupuntura de Balance, tengo todo el conocimiento necesario para tratar a los pacientes que llegan a mi consulta dentro del ámbito de la Acupuntura del Sistema de Balance."

—Fion Chou, R.Ac., R.TCM.P.
Practicante Certificada del Sistema de Acupuntura Balance

"Sonia Tan hizo un trabajo tan exhaustivo y fantástico con este libro. No es fácil escribir conceptos y explicarlos en papel, ¡pero ella lo logró! Personalmente, me encantó que hablara directamente al lector. Como aprendiz visual, encontré todos los diagramas muy útiles para entender el material. Los casos de pacientes también son muy útiles para poner todo el concepto en práctica clínica. ¡Bien hecho!"

—Clara Cohen, R.Ac., DTCM
Presidente del Department of Traditional Asian Medicine, Boucher Institute of Naturopathic Medicine
Propietaria, Healing Cedar Wellness, Port Moody, BC

"¡Leer este libro me hizo sentir como si estuviera de vuelta en el aula con Sonia! Pude escuchar su voz recordándome que los fundamentos de la Acupuntura del Sistema de Balance (BSA) son fundamentales para lograr el éxito clínico. Como estudiante de BSA, aprecié el conciso resumen de nuestra ascendencia en la acupuntura; como clínico, encontré que la reafirmación de los conocimientos clínicos de Sonia es invaluable. Este manual de referencia seguramente se convertirá en mi recurso clínico práctico principal a lo largo de mi carrera en BSA."

—Suzanne Williams, MBA, R.Ac.
Practicante Certificada del Sistema de Acupuntura Balance
Directora Ejecutiva, Association of Traditional Chinese Medicine and
Acupuncture Practitioners (ATCMA) de British Columbia

"Este manual de referencia tiene todo lo que necesitas y más para empezar con la Acupuntura Balance, desde su historia y orígenes hasta teoría práctica. La Dra. Sonia Tan hace un excelente trabajo compilando información de diferentes textos históricos, practicantes reconocidos y teorías modernas que exploran la Teoría de los Canales. Este libro es fácil de entender, pero además está lleno de secretos informativos, imprescindible para cualquier persona que quiera aprender sobre la Acupuntura Balance o como referencia para cualquier practicante establecido."

—Edmund Chin, R.Ac.
Practicante Certificado del Sistema de Acupuntura Balance

"Sonia Tan crea una guía concisa y fácil de usar con *Fundamentos de la Acupuntura Balance: Manual de Referencia Clínica*. El manual proporciona una breve historia de la Acupuntura Balance, y la Dra. Tan amplía el conocimiento de sus propios mentores e investigaciones. Integra su vasta experiencia clínica para transmitir su perspectiva única. Para los aprendices de la Acupuntura Balance por primera vez, puede parecer una cantidad abrumadora de información, ya que no se enseña ampliamente en las escuelas de acupuntura. Este manual desglosa esa información con explicaciones breves y diagramas fáciles de interpretar para cada uno de los sistemas. Además, los estudios de casos clínicos ayudan a consolidar la comprensión del lector sobre cada sistema. La Dra. Tan también proporciona atajos memorables para las partes más complejas de los diferentes sistemas. Estos elementos hacen de este manual una referencia clínica ideal para un acupunturista familiarizado con los fundamentos básicos de la Acupuntura Balance. La lectura del texto también se ve enriquecida con destellos de la personalidad de la autora en cada capítulo. El lector puede sentir el entusiasmo de la autora por la acupuntura y la enseñanza en su escritura. Recomendaría encarecidamente este libro a los acupunturistas con conocimientos básicos de estos sistemas para confirmar sus selecciones de puntos, mejorar su práctica o como un repaso sobre la Acupuntura Balance"

—Zaria Valentine, DAOM, L.Ac.

"La Dra. Sonia Tan ha creado una guía de referencia valiosa para el estudiante actual del Método Balance y un documento convincente para despertar la curiosidad del futuro estudiante del Método Balance. Su estilo de escritura claro es alentador y amigable. Las excelentes ilustraciones y estudios de casos guían al practicante para comenzar a practicar este poderoso sistema de inmediato. Disfruté leyendo este libro de referencia y espero seguir utilizándolo en la clínica."

—Heather Howe, R.Ac.

"*Manual de Referencia Clínica, Fundamentos de la Acupuntura Balance* de la Dra. Sonia Tan, da vida al aula y es imprescindible para el ocupado practicante. Los métodos hábiles de enseñanza de Sonia, sus anécdotas personales y recuerdos del Dr. Richard Tan iluminan las páginas. Esta es una gran adición a tu biblioteca y una herramienta valiosa para los nuevos estudiantes de la Acupuntura del Sistema Balance."

—Lisa Curtiss, R.Ac.
Certified Balance Sistema Acupuncture Practitioner

PRÓLOGO

La Dra. Sonia Tan encarna una convergencia de factores que hoy en día se vuelven demasiado raros en el mundo de la Medicina China: es la portadora de la tradición taoísta familiar y una acupunturista altamente capacitada y experimentada, con el deseo y la habilidad de ver más allá de los objetivos mezquinos de interés propio, ganancia social, política y financiera, hacia el panorama más amplio del potencial que nuestro arte puede lograr cuando trabajamos juntos como equipo.

A lo largo de los años, Sonia ha demostrado consistentemente que puede aplicar su conciencia, inteligencia e intuición femenina para resolver problemas clínicos y abordar muchos de los desafíos que nuestra profesión enfrenta actualmente y seguirá enfrentando en el futuro.

Este libro, aunque aparentemente simple, es la destilación de todas estas habilidades aplicadas a la querida tradición que nos han transmitido nuestros respetados maestros. Es una descripción precisa de varios niveles de lógica que forman la base de nuestra práctica médica.

Si eres un estudiante principiante o un practicante avanzado de cualquiera de las escuelas del Método de Balance, leer, reflexionar y aplicar la sabiduría en estas páginas difundirá un fuego de sanación a través de tu práctica, tu comunidad y el mundo.

Si tu viaje con el Método de Balance está comenzando, considérate extremadamente afortunado de haber llegado a este camino de esta manera.

Si tu viaje con el Método de Balance se ha convertido en tu camino de vida y dharma, bienvenido a casa.

John Mini, MScM, L.Ac.

AGRADECIMIENTOS

Rick, mi roca, mi mayor animador y mi amor más grande. Estoy eternamente agradecida de que cuando llegó el momento adecuado, entraste perfectamente en mi vida y has estado atreviéndote grandemente a mi lado desde entonces. Atesoro tu amor y apoyo, y continúa elevándome a mí y a nosotros. Te amo profundamente.

Prince, mi consuelo, mi alegría, mi fiel y amoroso compañero. Gracias por ser mi almohadón emocional cuando lo necesito y mi impulso emocional cuando quiero lanzarme. Estoy agradecida por nuestro mutuo amor por la playa y nuestras largas caminatas en la playa, porque son la mejor meditación y sanación para ambos. Te amo hasta la playa y de regreso.

Shīfù 师傅/師傅 (Maestro honorífico), el fallecido Dr. Richard Teh-Fu Tan — Estaré eternamente agradecida por haber tenido la oportunidad de experimentar de manera profunda y personal tu carisma, sabiduría y enseñanzas inspiradoras. Agradezco que me hayas incluido en el círculo de estudiantes avanzados, y por tu gracia y bendición.

Abuelos — Los siento cada día, ayudándome en espíritu. Gracias por ser un ejemplo inspirador de la medicina cuando estaba creciendo, figuras paternas secundarias cuidadosas, y por ser guías espirituales para mí hoy mientras continúo transmitiendo la belleza de esta medicina y el mundo metafísico. Amo y aprecio su sabiduría y presencia, y los echo de menos.

A mis padres, Amir Sin-Ming Tan y Athena Ching-On Cheng, y a mi hermano, Henri K. Tan— Gracias por su leal e incondicional apoyo. Siempre me ayudan a mantenerme a flote. Los amo mucho.

Para Yvonne Farrell, DAOM, L.Ac — Tú me ayudaste a articular y fundamentar mis pensamientos sobre la Medicina Tradicional China durante mis años de doctorado, y me brindaste un apoyo emocional inmenso en los días lluviosos y nublados.

Tu estímulo para evolucionar la medicina y transmitir la línea de conocimiento ha sido fundamental para mi continuación en la enseñanza y la escritura. Tu liderazgo y apoyo han sido una inspiración invaluable para mí. Gracias.

A mis amigos y colegas estudiantes senior del Método Balance, John Mini, L.Ac, Howard Chen, MD, y John Maxwell, L.Ac. Aprecio enormemente su apoyo y ayuda a lo largo de los años para iluminar y proporcionar claridad y recursos sobre las fuentes, el marco y la articulación del Método Balance. Gracias, y gracias por su amistad y bendiciones mientras continúo transmitiendo el conocimiento de la belleza de esta brillante medicina.

¡A mis estudiantes! Gracias por seguir empujándome y exigiéndome más, por un conocimiento superior y mejor. Me inspiran a profundizar y dar más, y a hacerlo a un nivel más alto. ¡Estoy feliz de liderar la elevación y evolución de sus habilidades y talentos!

A Kirsten McFarlane, mi diseñadora gráfica y amiga de mucho tiempo. ¡Gracias por ayudar a dar vida bellamente a mis visiones e ilustraciones a lo largo de tantos años! Aprecio mucho tu increíble talento y amistad.

A Edmund Chin, mi talentoso ilustrador de portadas de libros y brillante estudiante del Grupo 1, además de talentoso fotógrafo. ¡Gracias por tu pasión por el método y por llevar belleza e inspiración a mis enseñanzas de Acupuntura del Sistema Balance!

A Joan Giurdanella, mi extraordinaria editora. Elevaste mi libro al siguiente nivel, manteniendo mi personalidad, estilo y objetivos, e inculcando estándares industriales y profesionales muy apreciados. Te agradezco sinceramente por tu experiencia, profesionalismo y, sobre todo, nuestro diálogo.

De gran importancia son todos los maestros que vinieron antes que yo, incluidos aquellos a quienes no pude conocer. Gracias por impartir su conocimiento e innovaciones al mundo, aprecio enormemente sus enseñanzas.

Por último, estoy agradecido por el increíble sistema médico de la Medicina China y la Acupuntura. Si no fuera por esta medicina y su capacidad para curarme de mis propias alergias y asma, no habría seguido este enriquecedor camino de ayudar a sanar a otros de la manera en que la Medicina China y la Acupuntura me han sanado a mí. *Xiè xiè* 謝謝 (Gracias).

NOTA EN RELACIÓN AL ESTILO Y TRADUCCIÓN DE LOS TÉRMINOS CHINOS

El estilo utilizado en este libro sigue una combinación de las reglas estándar de traducción, escritura y edición, junto con mi estilo personal.

He optado por traducir todos los términos de Medicina China y Metafísica China. He incluido el pinyin (transliteración de los caracteres chinos) en cursiva con los tonos (marcas diacríticas), así como los caracteres chinos simplificados y tradicionales, separados por una barra sólida (/) cuando ambas versiones están disponibles. Por ejemplo, *Shīfù* 师傅/師傅 (título honorífico de Maestro). La excepción son los nombres de los canales de acupuntura.

La mayoría de los maestros, incluyéndome a mí misma, utilizan términos chinos al dar clases. Cuando enseño, digo *"Yuán Qì"* (*Qi Original/Ancestral* 原气/氣) en lugar de " Qi Original o Ancestral". Cuando se introduce un término por primera vez en una sección, incluyo el pinyin en cursiva con marcas de tono, caracteres chinos y la traducción. Por ejemplo, *Yì Jīng* 易经/易經 (*El Libro de los Cambios o I Ching*). Posteriormente, solo incluyo el pinyin con las marcas de tono, sin cursiva. Por ejemplo, Yì Jīng. La excepción son los títulos de libros, donde he mantenido el pinyin en cursiva, con las marcas de tono y la traducción. Por ejemplo, *Huáng Dì Nèi Jīng (El Clásico de Medicina Interna del Emperador Amarillo)*.

Utilizo mayúsculas iniciales para los términos específicos de Medicina China, Metáforas Chinas y Acupuntura del Balance, lo cual refleja mi estilo de enseñanza.

Creo firmemente que incluir los términos chinos junto con los tonos es necesario para que este manual de referencia y libro de texto se considere bien escrito. También deseo brindar a los lectores y estudiantes de Acupuntura la capacidad de ver el significado detrás de las palabras, además de integrar y elevar su comprensión de los conceptos. Reconozco que una sola palabra en pinyin o un solo carácter chino a menudo puede tener más de un significado. La interpretación y elección dependen del contexto. Los tonos no solo son críticos para la pronunciación, sino también para el significado, ya que diferentes tonos indican diferentes significados. Además, algunas palabras son simplemente difíciles de traducir. Soy consciente de que muchas veces no existe una traducción "correcta" de un término chino. Muchos creen que el chino es esencialmente imposible de traducir, especialmente los textos clásicos antiguos. Algunos dicen que las traducciones los distorsionan a una visión que no refleja con precisión el punto de vista chino. Por lo tanto, la mayoría de los profesores prefieren usar la palabra china (pinyin) en lugar de la traducción al inglés (incluyéndome a mí misma), para simplemente escuchar la palabra en su significado incorporado, en lugar de una sola perspectiva o traducción.

Por lo tanto, espero que usted, el lector, aprecie las traducciones y las variaciones, y se sienta inspirado por el profundo significado que representan.

DESCARGO DE RESPONSABILIDAD

Este libro está destinado a ser un manual de referencia para su uso en clínicas y junto con la instrucción en cursos. La información en este libro se basa en la educación y experiencia de la autora, y se presenta con fines educativos para ayudar al lector a ampliar sus conocimientos. Las técnicas y prácticas deben ser utilizadas bajo la discreción, habilidad y responsabilidad del lector. La autora no se hace responsable en modo alguno de cualquier lesión que pueda ocurrir siguiendo las instrucciones de este libro.

CONTENIDOS

INTRODUCIÓN

PROBABLEMENTE TOMASTE ESTE LIBRO por curiosidad. Te encantan los valores y la filosofía de la Acupuntura y la Medicina China. Por eso decidiste seguir una carrera en salud natural. Has estado usando lo que te enseñaron en la escuela, con resultados mixtos. Luego escuchaste sobre el Método Balance y sus resultados "instantáneos". ¡¿Qué?! No te enseñaron eso en la escuela. Claro que no, te enseñaron las bases de lo que necesitas aprender para empezar a practicar. Esa es la palabra clave: *empezar.*

El Método Balance, o como me gusta llamarlo en su forma evolucionada, Acupuntura del Sistema Balance, puede enseñar habilidades que pueden elevar e impulsar tu práctica. Este estilo de Acupuntura no solo es efectivo y eficiente, no solo trae los poderes extraordinarios de la curación por balance y activación a la realidad, ¡los trae de manera eficiente! La Acupuntura del Sistema Balance extrae información de los textos clásicos antiguos de la Medicina China, ilustrando cómo se pretendía originalmente practicar la Acupuntura. Este manual ofrecerá a los nuevos practicantes una ventana y un inicio en el Método Balance o en la Acupuntura del Sistema Balance, y proporcionará a los practicantes experimentados un manual de referencia que complementa los seminarios como un manual clínico. Los nuevos practicantes pueden tener más preguntas después de leer este libro: solo han arañado la superficie, ¡así que da el salto y sumérgete!

La mejor manera de aprender este método en profundidad es en persona, a través de un intercambio energético y educativo de información. ¡Ven y únete a mis clases! Comprar este libro marca el comienzo de tu viaje conmigo e inicia tu evolución como practicante. ¡Estoy emocionado de acompañarte mientras das estos primeros pasos!

—Dra. Sonia F. Tan, BA, BA(H), DAOM, R.Ac., R.TCM.P.

PARTE I

Sistemas Simples: Balanceando un Canal con otro Canal

CAPÍTULO 1

Orígenes

L O QUE HAY QUE recordar sobre el Método Balance, o Acupuntura del Sistema Balance, como me gusta llamarlo en su forma evolucionada hoy en día, es que se origina de un marco de diagnóstico de Acupuntura menos utilizado que muchos practicantes de Medicina Tradicional China (MTC), o simplemente Medicina China (MC) como se llama originalmente, se refieren como la Teoría de los Canales. La Acupuntura del Sistema Balance es una aplicación extendida de la Teoría de los Canales. El difunto Dr. Chao Chen interpretó los clásicos de la Medicina China (MC) y la Acupuntura, y descubrió en ellos sistemas de balance de canales para tratar trastornos (Chen, Chen, & Twicken, 2003). El Dr. Chen documentó estos descubrimientos en una tesis para el Congreso Internacional de Acupuntura de 1976 (Chen, 1976) y en su libro *I Ching Acupuncture* (Chen et al., 2003). (Nota para los investigadores de libros: El libro original está actualmente agotado). Este método de balance de canales/meridianos de Acupuntura y su uso también está documentado originalmente en el *Yì Jīng* 易经/易經 (El Libro de los Cambios o I Ching) así como en el *Huáng Dì Nèi Jīng* 黄帝内经/黃帝內經 (*El Clásico de Medicina Interna del Emperador Amarillo*). Después de estudiar estos clásicos extensamente, el Dr. Chen pudo determinar cómo usar el *Yì Jīng*, el *Bā Guà* 八卦 (Ocho Símbolos/Trigramas o Hexagramas) y el marco del *Wǔ Xíng* 五行 (Cinco Fases/Elementos) con la Acupuntura, como se describe en estos libros clásicos, e identificar varios métodos para balancear los canales. El Dr. Chen acuñó este uso como "Acupuntura I Ching," que es enseñada

5

y practicada por otros eruditos y maestros como el Método Balance (Chen et al., 2003). El Método Balance avanza la aplicación de la Teoría de los Canales a un nivel más profundo, donde un practicante diagnostica y trata un síndrome según el canal o meridiano afectado, en lugar de usar el Bā Gāng Biàn Zhèng 八纲辩证/八綱辯證 (Ocho Principios) y el método de diferenciación diagnóstica de los Zàng Fǔ 脏腑/臟腑 (Órganos), que muchos practicantes de MTC creen que es más útil para las prescripciones de hierbas.

El difunto Richard Teh-Fu Tan, OMD, L.Ac., estudió las obras del Dr. Chao Chen y también las obras del Maestro Tung Ching Chang a través del Dr. Wei-Chieh Young. El Maestro Tung era un erudito del *Yì Jīng (El Libro de los Cambios)* y un médico tradicional chino de la provincia de Shandong en el norte de China. Era famoso por los resultados milagrosos y espontáneos que obtenía usando solo unas pocas agujas (W. C. Young, 2006). Los puntos del Maestro Tung eran un tesoro familiar secreto, transmitido y perfeccionado a lo largo de muchas generaciones (W. C. Young, 2006). El Dr. Richard Tan estudió aún más estas referencias del Dr. Chao Chen y del Maestro Tung en clásicos como el *Huáng Dì Nèi Jīng* (Clásico de Medicina Interna del Emperador Amarillo) y el *Yì Jīng* (El Libro de los Cambios), y luego refinó todo este conocimiento en un enfoque sistemático y lógico para comprender y aplicar el Método Balance. Además, creó sus propias innovaciones y sistemas dentro del Método Balance, como los 12 Puntos Mágicos, que discute en su libro (R. T-F. Tan, 2003), y que yo discuto en enseñanzas posteriores (S. F. Tan, 2004–2015). El Dr. Richard Teh-Fu Tan llama a todo su sistema el Método Balance de Richard Tan. Comprende su conocimiento acumulado y su proceso de análisis, diagnóstico y tratamiento.

A lo largo de este libro y en mis enseñanzas en vivo y en línea, comparto mi experiencia clínica y aplicaciones únicas de este estilo, las cuales también he verificado directamente con el Shīfù Tan. Dado que más de una persona contribuyó al desarrollo de este estilo de Acupuntura, evolucionándolo a lo que usamos hoy en día, a lo largo del resto de este libro me referiré a este cuerpo completo de conocimiento, incluido mi propio uso y evolución del mismo, simplemente como Acupuntura del Sistema Balance.

Nota 1: Este libro está hecho con la intención de ser un manual de referencia clínica. Si eres el tipo de persona a la que le gusta entender los detalles de cada paso explicado de la Acupuntura del Sistema Balance, te recomiendo tomar cursos en vivo.

Nota 2: También verás el intercambio de los términos canales y meridianos. Ambos términos se refieren al mismo concepto: el camino a través del cual fluye el Qì en el cuerpo. Esto es común en el mundo de la MC, sin embargo, el término canales se usa más a menudo a lo largo de este texto porque es una mejor traducción de *Jīng-Luò* 经络/經絡. La traducción más común de Jīng-Luò es canal de Ruta o canal de Conexión o Red. La palabra *meridiano* deriva de un erudito diplomático francés, George Soulié de Morant (1878–1956), quien fue vicecónsul francés en China, y llevó la Acupuntura de vuelta a Europa a principios de 1900 después de cumplir su mandato, y acuñó los términos *meridiano* y *energía* para Jīng-Luò (Longhurst, 2010). Usaremos el término canales como la opción para una traducción más cercana.

Lì Gān Jiàn Yǐng 立竿见影/立竿見影 (Clavo un palo y veo la Sombra)

Como se mencionó, la estrategia de la Acupuntura del Sistema Balance se origina en el *Huáng Dì Nèi Jīng* (*Clásico de Medicina Interna del Emperador Amarillo*), el *Yì Jīng* (*El Libro de los Cambios*), el Bā Guà y el marco de las Cinco Fases/Elementos. Los doctores Chao Chen, Wei-Chieh Young y Richard Teh-Fu Tan pudieron interpretar y aplicar estos sistemas de manera empírica. El Dr. Tan también añadió nuevas innovaciones a este sistema (R. T-F. Tan, 2003; S. F. Tan, 2004–2015). Originalmente denominado Método Balance, la *Acupuntura del Sistema Balance* es un término acuñado por la Dra. Sonia F. Tan, indicando la evolución de la medicina, añadiendo su educación y experiencias tanto en su implementación como en su enseñanza.

La Acupuntura del Sistema Balance es un sistema sofisticado mediante el cual se pueden lograr resultados "instantáneos" utilizando la Acupuntura a través de una forma de ver las cosas de manera distinta. Ten en cuenta que este libro no explica cada paso y detalle de cómo se creó este sistema y cómo funciona. Para eso, necesitas tomar una clase en vivo.

La idea de resultados "instantáneos" proviene del modismo clásico de los textos chinos Lì Gān Jiàn Yǐng 立杆见影/立杆見影, cuya traducción literal es "clavo un palo, veo la sombra; efecto instantáneo". Significa que deberías ver los resultados de la Acupuntura en cuestión de segundos, no en la próxima cita. Los resultados rápidos son particularmente comunes en casos donde estás tratando con dolor, rigidez, problemas de rango de movimiento, hinchazón o dismenorrea. Si aplicas las técnicas del sistema correctamente, es posible que observes un cambio en la condición del paciente justo en la camilla en la que recibe el tratamiento. Si estás tratando una afección de medicina interna, deberías observar cambios mayores en la siguiente cita. En general, es posible que veas resultados más rápidos al usar este método clásico en comparación con los métodos tradicionales enseñados en las escuelas de Acupuntura en los últimos cincuenta años. Si estás interesado en comparar los resultados entre el enfoque tradicionalmente enseñado en las escuelas y la Acupuntura del Sistema Balance, es posible que desees leer mi tesis doctoral, *Resultados Noveles de la Medicina Tradicional China en el Tratamiento de la Rinitis Alérgica*, que está disponible en línea (https://www.yosan.edu/capstone-projects/) o para comprar en mi sitio web (https://tanbalance.com/books/).

Un comentario sobre el modismo "Lì Gān Jiàn Yǐng" 立杆见影/立杆見影 (poner un poste, ver la sombra; efecto instantáneo) y los resultados "instantáneos". Los clásicos afirman que la medicina china, incluida la Acupuntura, debería tener este tipo de resultado. Esta referencia proviene de *Rú shěn zāo féng zhāng dì èr shí wǔ* 如審遭逢章第二十五 (Capítulo 25: Si Observas Esto y Tienes el Encuentro Bendito) en el clásico alquímico taoísta de la dinastía Han, *Cān Tóng Qì* 参同契 (El Sello de la Unidad de los Tres o Afinidad de los Tres) (Pregardio, 2011). Sin embargo, debes tener en cuenta algunas limitaciones. Cualquier anormalidad física que no pueda revertirse, como un espolón óseo que constantemente irrita el área, limitará los resultados. No estoy diciendo que no tendrás resultados. Estoy diciendo que es menos probable que la durabilidad de los resultados o la capacidad de eliminarlo por completo ocurran. Esto significa educar a tus pacientes y decir algo así: "Podemos llevarte a un nivel de mantenimiento de 1-2 en una escala de dolor, lo que significa que podemos reducir significativamente los niveles de dolor e irritación y darte una mejor calidad de vida".

Orígenes Históricos

El Dr. Chao Chen descubrió y desarrolló la Acupuntura del Sistema Balance; el Dr. Richard Teh-Fu Tan refinó aún más el sistema. Como se mencionó anteriormente, el descubrimiento y desarrollo de la Acupuntura del Sistema Balance se origina en: a) el *Huáng Dì Nèi Jīng* (*Clásico de Medicina Interna del Emperador Amarillo*), b) el *Yì Jīng* (*El Libro de los Cambios*), el Bā Guà, y c) el marco teórico de los Wǔ Xíng. El *Yì Jīng*, comúnmente conocido como el *I Ching* (traducción en Wade-Giles; o *El Libro de los Cambios*), a un nivel simplista, habla sobre los ciclos de Yīn 阴/陰 y Yáng 阳/陽 y fenómenos naturales de la vida, representados por el Bā Guà, o los Ocho Trigramas (o Hexagramas) (S. F. Tan, 2004–2015; Twicken, 2012). El *Huáng Dì Nèi Jīng* (*Clásico de Medicina Interna del Emperador Amarillo*), un texto teórico primario en la Medicina China, describe la clasificación y el tratamiento de los meridianos de Acupuntura con respecto al Bā Guà (S. F. Tan, 2004–2015; Twicken, 2012). Por último, el marco teórico de los Cinco Elementos es un aspecto fundamental de la metafísica china, incluida la teoría médica, que examina las interacciones entre los cinco elementos y fases de la naturaleza: Madera, Fuego, Tierra, Metal y Agua, y cómo corresponden a los equilibrios en el cuerpo, mente y espíritu: Cielo, Tierra y Humanidad (S. F. Tan, 2004–2015, 2010–2011; Twicken, 2012).

La estrategia de la Acupuntura del Sistema Balance simplifica las explicaciones complejas en los textos clásicos al presentar de manera concisa y sistemática un marco para diagnosticar y tratar un meridiano "enfermo". Aunque no hay consenso sobre el período de tiempo en el que surgieron la teoría del Yīn-Yáng y la teoría de los Wǔ Xíng (cinco elementos), los historiadores coinciden en que estas dos ideas se integraron con otros modelos principales de la metafísica china durante el período de los Estados Combatientes de la dinastía Zhou (aprox. 1045–221 a.C.), marcando el inicio de la Medicina China comúnmente practicada hoy en día (Twicken, 2012). El uso del *Yì Jīng* (*El Libro de los Cambios*) con la Acupuntura es un sistema que ha existido al menos desde esa época. El famoso médico de la medicina china clásica, Sūn Sīmiǎo 孫思邈 (aprox. año 581 d.C.), conocido por haber estudiado extensamente el *Yì Jīng* (*El Libro de los Cambios*) (Dharmananda, 2001), dice en su libro, *Bèi Jí Qiān Jīn Yào Fāng* 备急千金要方 (*Prescripciones Esenciales Que Valen Mil de Oro Para Cada Emergencia*), escrito aproximadamente en el año 652 d.C., "Para entender la Medicina China y la Acupuntura, tienes que estudiar... y los huesos oraculares del *Yì Jīng* 易經..." (Dharmananda, 2001; S. F. Tan, 2004–2020).

Fú Xī 伏羲 fue el primer emperador mítico chino que se dice descubrió el Bā Guà, que consiste en líneas continuas que representan Yáng y líneas rotas que representan Yīn. Su disposición se conoció como el *Fú Xī Bā Guà* 伏羲八卦 (Secuencia Temprana o Pre-Cielo). Durante la dinastía Zhou, hace aproximadamente 2500 años, durante su reinado, los sistemas de canales de órganos de la Acupuntura fueron introducidos en el Bā Guà. Los Guàs de Yáng se emparejaron con los canales de Yáng, y los Guàs de Yīn con los canales de Yīn. Los practicantes de la MC saben que cada sistema de órganos tiene un nombre chino original, que de hecho se basa en el *Fú Xī Bā Guà*. También hay un *Wén Wáng Bā Guà* 文王八卦, conocido como la Secuencia de Rey Wen o Posterior o Post-Cielo (algunos académicos dicen que esta es una disposición taoísta y no ocurrió después), que se utiliza para el *Fēng Shuǐ* 风水/風水 (geomancia) y menos conocido para la clasificación y balance de los canales de Acupuntura.

Para comprender la estructura de los *Guà* 卦 (Trigramas o Hexagramas) relacionados con los meridianos, primero hay que mirar sus orígenes. En un comentario sobre el *Yì Jīng* 易经/易經 (*El Libro de los Cambios*), Confucio escribió: "Del ilimitado *Wú Jí* 无际/無際 surge el absoluto *Tài Jí* 太极/太極, que genera las dos polaridades: *Yīn* 阴/陰 y *Yáng* 阳/陽; las dos polaridades generan las cuatro apariencias, *Tài Yáng*

太阴/太陽 [Gran Yang], *Shǎo Yáng* 少阳/少陽 [Yang Disminuido], *Tài Yīn* 太阴/太陰 [Gran Yin], y *Shǎo Yīn* 少阴/少陰 [Yin Disminuido], y las cuatro apariencias generan los *Bā Guà* 八卦 [Ocho Trigramas]" (Alfaro, 2014; S. F. Tan, 2004–2015) (ilustración 1).

Básicamente, el desarrollo de las clasificaciones de los canales y su lugar en el cuerpo provino de la observación de los antiguos sobre el Yīn y el Yáng en el mundo natural, y cómo se ciclan para representar diferentes fenómenos naturales. Los antiguos también veían que la representación de estos fenómenos, los Bā Guà, correspondían a los canales de Acupuntura, según su profundidad o capa en el cuerpo que se basaba en la exposición al sol, y la dirección en la que viajaba el canal (hacia el Cielo, o hacia la Tierra). Una explicación más detallada, se encuentra en el curso de Fundamentos de la Acupuntura del Sistema Balance. Como ocurre con muchos marcos teóricos chinos, esto se desarrolló a lo largo de miles de años de observación y aplicación.

Origen Estructural del Bā Guà 八卦

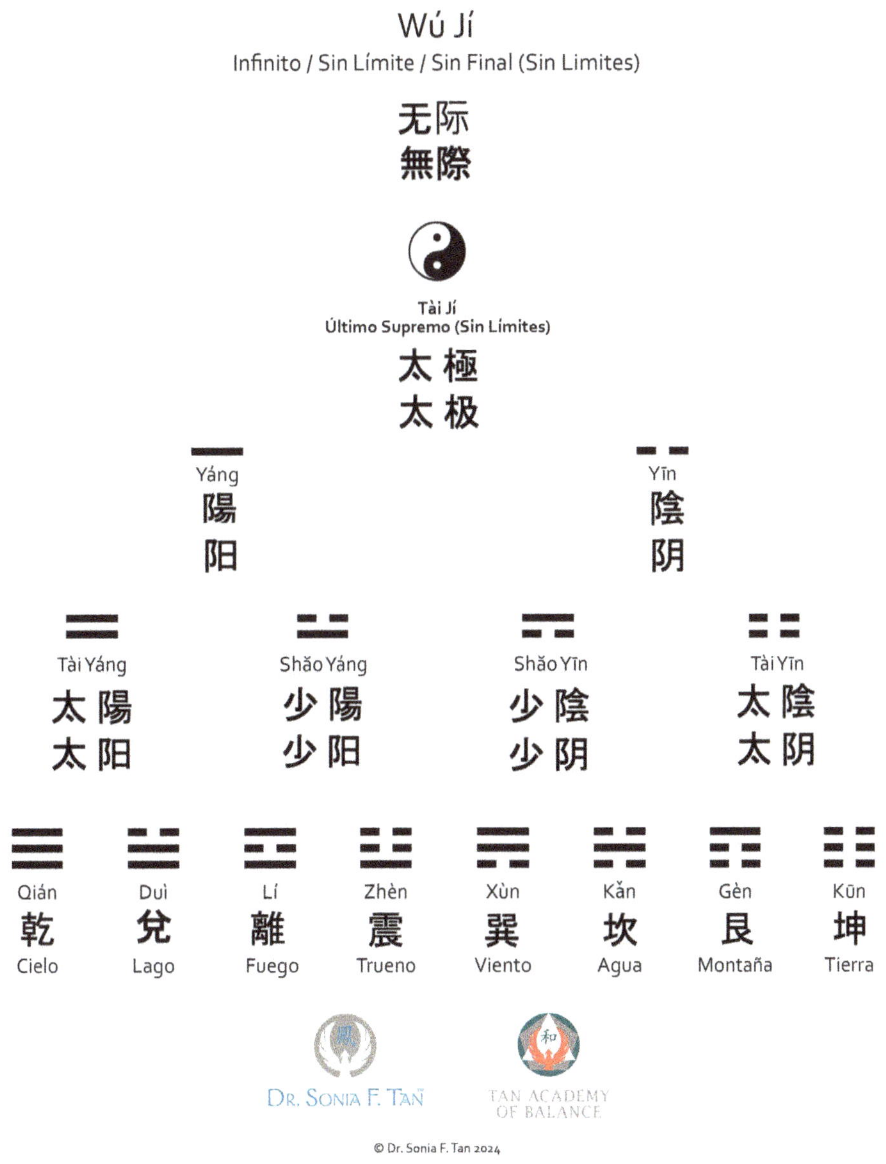

Wú Jí
Infinito / Sin Límite / Sin Final (Sin Limites)

无际
無際

Tài Jí
Último Supremo (Sin Límites)

太極
太极

Yáng	Yīn
陽	陰
阳	阴

Tài Yáng	Shǎo Yáng	Shǎo Yīn	Tài Yīn
太陽	少陽	少陰	太陰
太阳	少阳	少阴	太阴

Qián	Duì	Lí	Zhèn	Xùn	Kǎn	Gèn	Kūn
乾	兌	離	震	巽	坎	艮	坤
Cielo	Lago	Fuego	Trueno	Viento	Agua	Montaña	Tierra

Dr. Sonia F. Tan

TAN ACADEMY OF BALANCE

© Dr. Sonia F. Tan 2024

ILUSTRACIÓN 1

11

Primeros Pasos: Diagnóstico y Evaluación

La Acupuntura del Sistema Balance consiste en una serie de sistemas de Acupuntura arraigados en el concepto de equilibrar los canales para sanar el cuerpo (R. T-F. Tan, 2003). Este marco teórico utiliza un enfoque de diagnóstico en el que el practicante evalúa la ubicación de la enfermedad o área "enferma" y determina qué canales están afectados en (o fluyen a través de) esa área. Después de evaluar qué meridianos están afectados y, por lo tanto, considerados "enfermos," el practicante elige los meridianos respectivos que pueden restaurar la armonía en estos "enfermos" para usarlos en el tratamiento, y sus respectivos puntos de Acupuntura según este marco teórico.

El primer paso en la Acupuntura del Sistema Balance es una evaluación anatómica y del flujo de los canales. Por ejemplo, la rinitis alérgica está relacionada anatómicamente con la nariz y también con los ojos, ya que la conjuntivitis a menudo se presenta junto con la rinitis alérgica. Un practicante debe identificar los canales de Acupuntura que fluyen hacia la nariz, los cuales incluyen el canal del Intestino Grueso–Yangming de la Mano, el canal del Estómago–Yangming del Pie, y el menos obvio canal del Hígado–Jueyin del Pie (Deadman & Al-Khafaji, 2000). Estos meridianos podrían considerarse meridianos «enfermos,» que necesitan balance.

El siguiente concepto que se extiende y se utiliza a partir del Tài Jí es el balance de los Seis Canales. Dentro de la Acupuntura del Sistema Balance, hay una variedad de maneras en las que un practicante puede elegir qué canales deben ayudar al/los meridiano(s) "enfermo(s)", y ciertas estrategias para elegir los puntos de Acupuntura adecuados. Para simplificar las cosas, el concepto básico de la Acupuntura del Sistema Balance implica el uso de un canal conectado que puede tratar y restaurar la armonía al canal "enfermo". Para mayor simplicidad y relevancia, este libro de referencia no se centra en detalles sobre la selección de puntos y el diagnóstico de canales; eso es algo que se discute en detalle en los cursos en vivo. Más bien, ten en cuenta que este enfoque es una extensión de la Teoría de los Canales. Según la Teoría de los Canales, al usar la Acupuntura como modalidad de tratamiento, los practicantes de la MC diagnostican y tratan según el canal afectado, en lugar de utilizar un enfoque de los Ocho Principios Bā Gāng Biàn Zhèng y los Zàng Fǔ para hacer sus diagnósticos. La Acupuntura del Sistema Balance se basa en la Teoría de los Canales.

Para simplificar las cosas, el concepto básico implica usar un meridiano conectado que pueda ayudar a devolver el meridiano enfermo a un estado de balance. A veces, usar el enfoque de los Bā Gāng Biàn Zhèng (Ocho Principios) y los Zàng Fǔ para hacer diagnósticos, que se enseña en las escuelas modernas de MTC, podría agravar o empeorar los síntomas. Sin embargo, como se mencionó, en los textos clásicos de

Acupuntura, el tratamiento de Acupuntura, si se administra y aplica correctamente, debería generar resultados "instantáneos" y positivos, no síntomas agravados (R. T-F. Tan, 2007; S. F. Tan, 2004–2015). La eficacia del tratamiento, como se menciona, se llama *Lì Gān Jiàn Yǐng* 立竿见影, que se traduce como "levanta un palo bajo el sol y deberías ver inmediatamente su sombra" (R. T-F. Tan, 2007). Esto significa que uno debería ver resultados instantáneos y positivos con la Acupuntura, no resultados lentos o peores, cuando se aplica correctamente (S. F. Tan, 2004–2015; R. T-F. Tan, 2007). Esta idea se basa en seis sistemas diferentes para equilibrar un meridiano "enfermo" con otros meridianos que están energéticamente conectados a él.

¡Exploremos esto más a fondo!

CAPÍTULO 2

Sistema I: Míng 名 (Nombre)

HACE UNOS DOS MIL años, los antiguos sabios de China descubrieron cómo explicar los fenómenos en los Cielos o el Universo y los cambios estacionales en la Tierra de una manera simple, utilizando *Yáo* 爻 (línea de un trigrama) que representa Yīn (línea partida) y Yáng (línea sólida). Estas líneas sólidas y partidas, que componen el *Bā Guà* 八卦 (Ocho Trigramas o Hexagramas), también son la base de las prácticas metafísicas chinas—Fēng Shuǐ 风水/風水 (geomancia) y Astrología. De hecho, en un momento de la historia, los antiguos médicos chinos sabían cómo practicar las tres áreas de la metafísica china (Astrología, Acupuntura y Fēng Shuǐ), siguiendo la filosofía del *Sān Cái* 三才 (Tres Esencias) – *Tiān* 天 *Rén* 人 *Dì* 地 – que significa que, para tener armonía en la vida, debemos ser conscientes de las Tres Esencias: entre el Cielo (Tiān 天) y la Tierra (Dì 地), está la humanidad (Rén 人). Este concepto significa que debemos encontrar una manera de estar equilibrados con todas estas fuerzas de energía y sus aplicaciones, interactuando con nosotros—los Humanos—en medio de todo esto.

Si examinamos más a fondo este concepto, veremos que está ligado a cada idea por una razón. Los Cielos representan la energía del Universo, que también está asociada con la Astrología China—nuestro "Qì del ADN" con el que nacemos, como me gusta decir (no es lo mismo que el Qì Yuán-Ancestral/Original 原气/氣). Este Qì que inhalamos del Universo en el momento de nacer conforma lo que somos y define nuestra constitución, características de personalidad y nuestro destino. La energía de la Tierra involucra los cambios estacionales en la naturaleza y está asociada con el Fēng Shuǐ, que implica vivir en armonía con el entorno. Me gusta llamarlo "diseño ambiental". Por último, está la Humanidad, centrada en el medio de esto—Cielo y Tierra, absorbiendo e intercambiando energía. Así como la luna puede mover las mareas y el océano, la energía puede afectar a los humanos—después de todo, aproximadamente el 55 al 60 por ciento del cuerpo humano adulto está compuesto de líquidos y, por lo tanto, puede ser afectado por la energía, al igual que el agua se mueve para cambiar las mareas. Un verdadero médico metafísico chino sabría cómo practicar en las tres áreas, porque necesitaría aconsejar adecuadamente a los pacientes basándose en su "Qì del ADN" individual (Astrología), el diseño ambiental único y apropiado en el que viven (Fēng Shuǐ) y la Medicina China y Acupuntura única y apropiada para restaurar y equilibrar su salud (Humanidad). Estas son conocidas históricamente por todos los metafísicos chinos como las Tres Esencias—Sān Cái 三才: Astrología, Fēng Shuǐ y Humanidad.

Cuando profundizamos en este tema, podemos ver la representación de los Sān Cái—Tres Esencias en nuestro cuerpo a través de los canales de Acupuntura. Nuestro cuerpo refleja este equilibrio divino. Observa cómo está posicionado el verdadero hombre anatómico chino: palmas hacia el interior y manos hacia el cielo. Todos los canales Yáng comienzan en los Cielos y se mueven hacia la Tierra. Todos los canales Yīn comienzan en la Tierra y se mueven hacia los Cielos. Viviendo entre estas intersecciones de energía está nuestro cuerpo—los humanos. Así, nuestro cuerpo ilustra este concepto de que entre el Cielo y la Tierra, está la Humanidad, y cuando hacemos Acupuntura, estamos intentando crear equilibrio y armonía de estas Tres Esencias dentro del cuerpo del paciente. No sólo es interesante, ¡admitámoslo y digamos que es emocionante!

Todo comenzó cuando los antiguos observaron el estado del Universo, ilimitado, y luego observaron que de hecho tenemos una polaridad que coexiste dentro del Universo—Yīn y Yáng—Tài Jí (ilustración 1). Como aprendiste en la escuela, Yīn y Yáng deben existir juntos para que haya equilibrio. Esta relación dual tiene muchos escenarios con respecto a los fenómenos y al balance. La ilustración 1 nos muestra los posibles escenarios a una escala micro y macro. Dados tres posibles escenarios (comparaciones a escala micro y macro) con una base de una relación dual, hay ocho resultados posibles (23): el Bā Guà (ilustración 1).

El descubrimiento del Bā Guà ocurrió aproximadamente hace dos mil años, momento en el cual los pensadores chinos describieron y asignaron por primera vez los Cinco Fases/Interacciones, o Elementos como comúnmente se les refiere. También en este momento, se asignaron sistemas de canales de órganos a cada Guà, basados en la energética contenida en cada uno, como se muestra en la ilustración 1. Puedes ver que cada Guà en el Bā Guà tiene tres Yáo 爻 (líneas de barra). La mayor y más pura cantidad de Yáng (tres líneas sólidas) se asigna al vaso Du. En el reino animal, los canales de Yáng son los que están más expuestos al Sol. Imagina un animal en cuatro patas, y verás qué canales están más expuestos al Sol—esta correlación también es válida para el cuerpo humano. Además, todos los canales de Yīn están menos expuestos al Sol, protegiendo el interior. Aún más, dentro de los canales de Yáng y Yīn, están estratificados desde el más superficial hasta el más profundo. Observa los canales de Yīn en el brazo mientras mantienes la mano extendida hacia un lado, con las palmas hacia adelante. El canal Taiyin está más cerca del Sol, y el canal Shaoyin está menos expuesto al Sol. ¡Se llaman así por una razón! Donde se encuentra su capa en el cuerpo y su exposición al exterior determina su nombre. A partir de aquí, un concepto importante a recordar es: a) cada barra o línea se llama Yáo, b) las barras Yīn (línea partida) tienen una afinidad o atracción hacia las barras Yáng (línea sólida), para que haya equilibrio, y viceversa. Se sienten atraídos entre sí y quieren encontrarse para establecer el balance. Por lo tanto, buscarán su Guà exactamente opuesto para encontrar el balance (ver ilustración 2). ¡Acabas de observar tu primer Sistema de Balance! Este sistema se llama Míng 名, que significa "Nombre".

El Dr. Richard Teh-Fu Tan decidió asignar números a los sistemas para crear una forma lógica y significativa de memorizarlos. Este sistema, Míng–Nombre, también se conoce como Sistema I (utilizando el número romano). El Dr. Richard Tan asignó números impares a los sistemas por una razón: ¡deben ser tratados solo en el lado contralateral del cuerpo! Además, cualquier estrategia o sistema de tratamiento se asigna con el uso de un número romano para distinguirlo visualmente. En el Sistema I: Míng–Nombre, se trata utilizando el canal de balance del canal con el mismo nombre, luego se cambia la extremidad (de Mano a Pie) y se trata en el lado contralateral. Por ejemplo, si el canal Taiyang de la Mano–Intestino Delgado está "enfermo" o "bloqueado", entonces al usar el Sistema I, el canal de balance que puede enviar una respuesta de curación a este canal bloqueado es el canal Taiyang de Pierna–Vejiga. El efecto del tratamiento es solo desde el lado contralateral.

Un comentario sobre el término "Sistemas Simples". Este es un término que desarrollé como una forma de hacer una distinción más clara y comprensible de su uso, función y resultado previsto. Shīfù Tan se refirió a esto como Acupuntura 1,2,3.

SISTEMA #1

MÍNG 名 → MISMO NOMBRE DEL CANAL

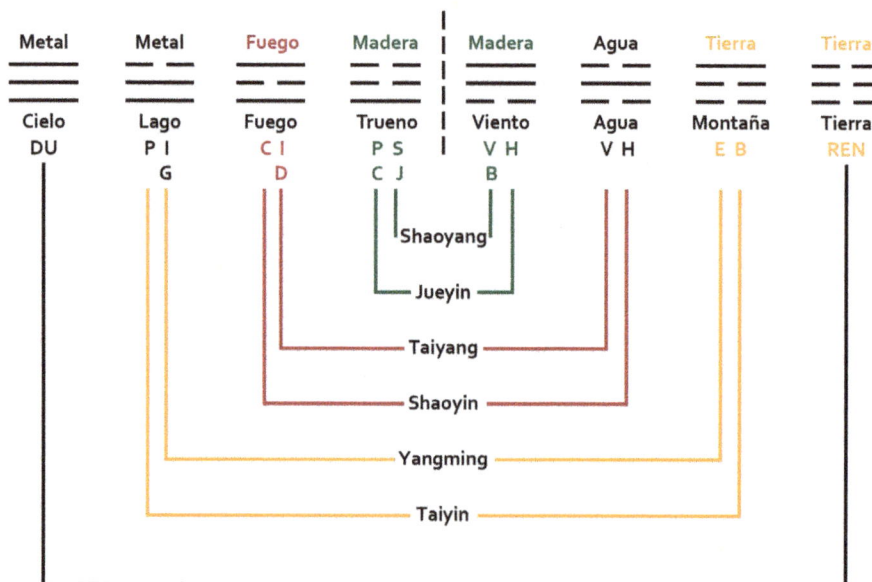

Metal	Metal	Fuego	Madera	Madera	Agua	Tierra	Tierra
Cielo	Lago	Fuego	Trueno	Viento	Agua	Montaña	Tierra
DU	P I	C I	P S	V H	V H	E B	REN
	G	D	C J	B			

Shaoyang

Jueyin

Taiyang

Shaoyin

Yangming

Taiyin

Mismo Nombre del Canal.

Alternar Miembros.

Tratamiento contralateral.

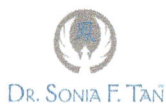

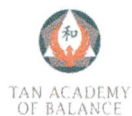

DR. SONIA F. TAN

TAN ACADEMY OF BALANCE

© Dr. Sonia F. Tan 2024

ILUSTRACIÓN 2

CAPÍTULO 3

Holografía: Los Sistemas de Imagen de Espejo

SÉ LO QUE ESTÁS pensando. Entonces, *encontré el canal de balance, ¿ahora a dónde voy, qué puntos en el canal debo usar?* Aquí es donde entramos en los mapas holográficos de los principales microsistemas utilizados en la Acupuntura del Sistema de Balance.

El concepto de holografía, o imágenes y espejos, proviene de la teoría del *Tài Jí* 太极/太極 y el *Yuán Qì* 原气/氣 (Qi Ancestral/Original) del *Yì Jīng* 易經 (El Libro de los Cambios) (Twicken, 2012). Un erudito, el Dr. Wei-Chieh Young, se refiere a la holografía como *Tǐ Yìng Quán Xī* 体应全息/體應全息 (Modelo Holográfico de Correspondencia de Tejidos) y explica que este concepto está arraigado y referenciado en el *Huáng Dì Nèi Jīng* 黄帝内经/黄帝內經 (El Clásico de Medicina Interna del Emperador Amarillo) (Young, Chang, & Morris, 2003). Además, discutió la holografía en su libro *Conferencias sobre el Sistema Terapéutico de Acupuntura de Tung* (Young, 2008).

La holografía es un sistema de mapeo denominado *Quán Xī* 全息 en chino, que significa "mensaje completo", "información completa", "holográfico" o "microsistema". Algunos practicantes consideran que Quán Xī es la base teórica central de la acupuntura (Young et al., 2003). Recuerda, mencionamos que los chinos creen que hay una relación entre Tiān 天 (Cielo), también conocido como "el Universo", y Rén 人 (Hombre), también referido como "una persona o ser humano". De hecho, los eruditos confucianos afirman que "el hombre existe en el Universo, y el Universo existe en el hombre" (Alfaro, 2014). Muchas áreas de la MTC creen que las partes del cuerpo humano son estructuras orgánicas en miniatura del cuerpo entero, como se observa en la acupuntura auricular, la reflexología y el diagnóstico de la lengua. El Tài Jí del cuerpo humano identifica el ombligo como el núcleo o centro del cuerpo. A partir de ahí, un practicante puede ver los brazos y las piernas como representaciones del torso, así como representaciones de la cara, con el ombligo y los ojos igualando el nivel de los codos y las rodillas (ver ilustraciones 3, 4, 5 y 6). Lo que esto representa es un sistema para elegir puntos en un canal particular basado en su "imagen" correspondiente. Este concepto de Holografía, o Espejo e Imagen, es uno de los fundamentos de la Acupuntura del Sistema de Balance. La elección del canal adecuado para equilibrar y enviar una respuesta de curación es de suma importancia, así como la elección del lado correcto del cuerpo y el sitio de imagen espejo correcto.

Las ilustraciones 3 a 10 son los "mapas" de los sistemas de imagen espejo más comunes utilizados en la Acupuntura del Sistema de Balance. Si bien existen más microsistemas, he incluido los más comúnmente utilizados. Puedes aprender más a través de cursos, en línea, o con colegas, y está bien, úsalos de manera adecuada en la Acupuntura del Sistema de Balance para mejorar los resultados clínicos.

Aquí tienes una guía general para elegir qué imagen espejo utilizar:

1. Selecciona el área que sea anatómicamente más parecida al área "enferma".
2. Elige un área que tenga una imagen más grande para trabajar. Con un área objetivo más grande para trabajar, es más probable que accedas al epicentro exacto del bloqueo que estás tratando de desbloquear, para acceder al flujo del canal y generar una respuesta de curación.
3. Puedes optar por superponer imágenes y tratar muchas áreas del cuerpo con una sola área de imagen espejo.
4. Puedes optar por cambiar las imágenes espejo o los sistemas con el tiempo, para desencadenar una mayor respuesta de curación en el cuerpo y mejorar la trayectoria de curación de tu paciente.

ILUSTRACIONES DEL CONCEPTO DE "IMAGEN"
APLICADO AL SISTEMA BALANCE

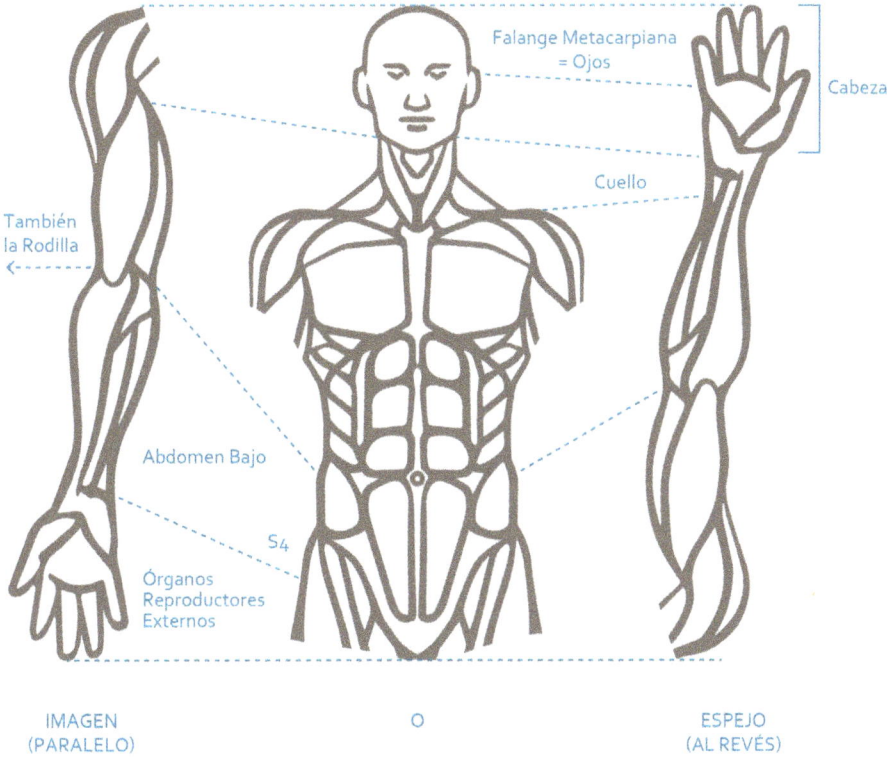

Falange Metacarpiana = Ojos

Cabeza

Cuello

También la Rodilla

Abdomen Bajo

S4

Órganos Reproductores Externos

IMAGEN (PARALELO)   O   ESPEJO (AL REVÉS)

Esto es una guía aproximada y variara de acuerdo a las proporciones del cuerpo humano.

Dr. Sonia F. Tan   Tan Academy of Balance

© Dr. Sonia F. Tan 2024

ILUSTRACIÓN 3

ILUSTRACIONES DEL CONCEPTO DE "IMAGEN" APLICADO AL SISTEMA BALANCE

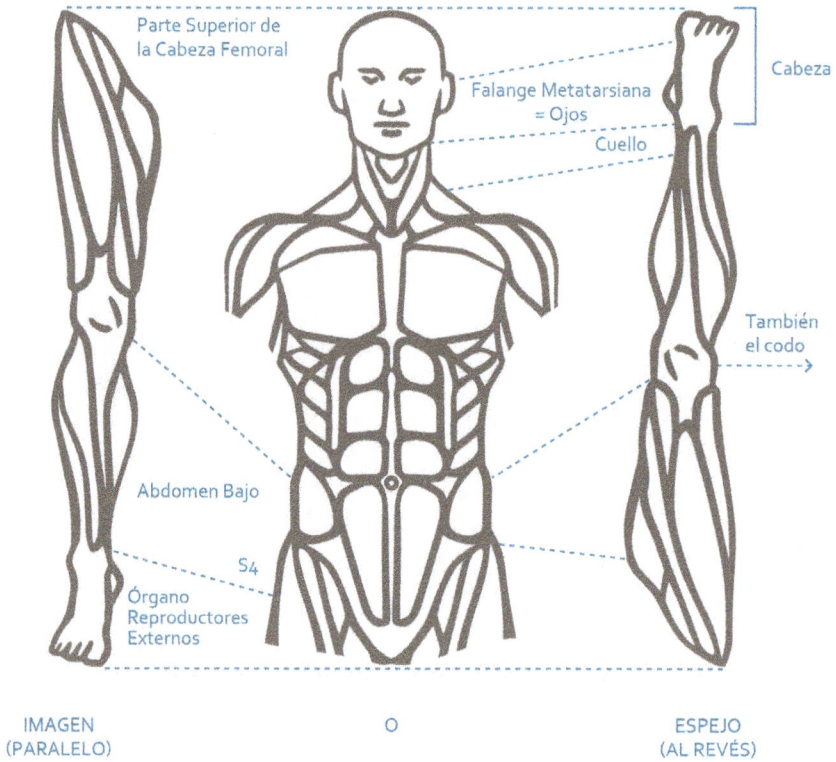

Parte Superior de la Cabeza Femoral

Falange Metatarsiana = Ojos

Cuello

Cabeza

También el codo

Abdomen Bajo

S4

Órgano Reproductores Externos

IMAGEN (PARALELO)

O

ESPEJO (AL REVÉS)

Esto es una guía aproximada y variara de acuerdo a las proporciones del cuerpo humano.

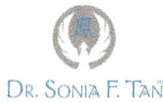

Dr. Sonia F. Tan

TAN ACADEMY OF BALANCE

© Dr. Sonia F. Tan 2024

ILUSTRACIÓN 4

ILUSTRACIONES DEL CONCEPTO DE "IMAGEN" APLICADO AL SISTEMA BALANCE

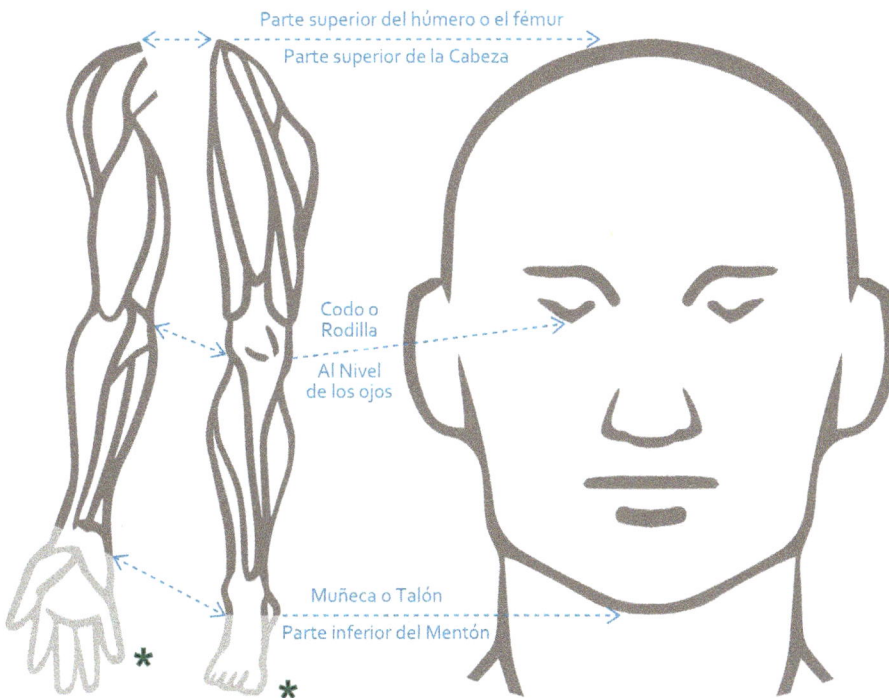

Parte superior del húmero o el fémur

Parte superior de la Cabeza

Codo o Rodilla

Al Nivel de los ojos

Muñeca o Talón

Parte inferior del Mentón

*

*

* También se puede dar vuelta la imagen

Esto es una guía aproximada y variara de acuerdo a las proporciones del cuerpo humano.

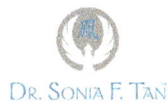

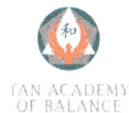

DR. SONIA F. TAN

TAN ACADEMY OF BALANCE

© Dr. Sonia F. Tan 2024

ILUSTRACIÓN 5

ILUSTRACIONES DEL CONCEPTO DE "IMAGEN" APLICADO AL SISTEMA BALANCE

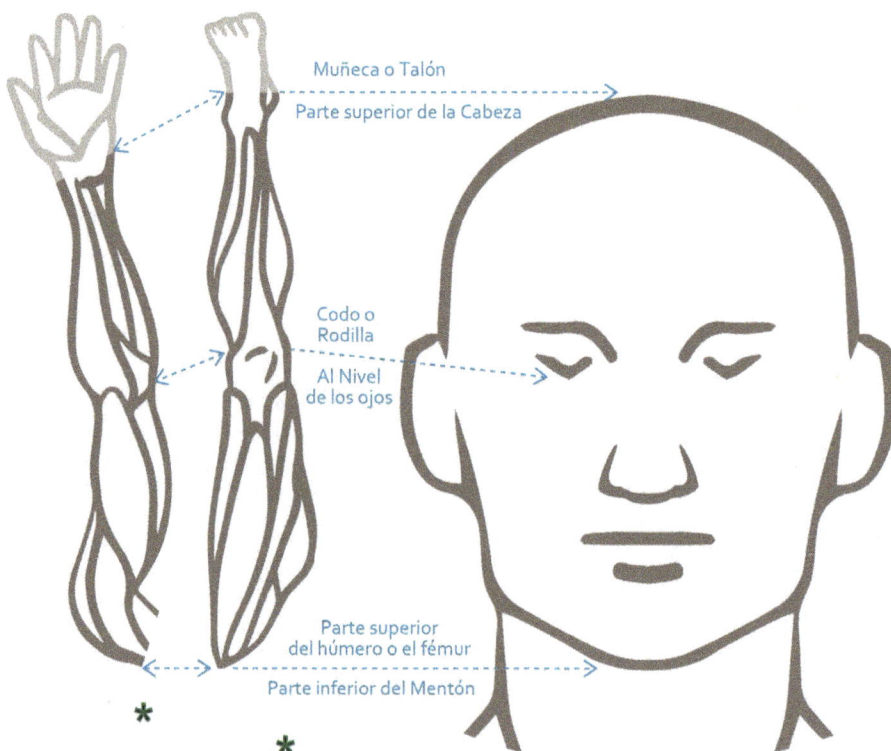

Muñeca o Talón

Parte superior de la Cabeza

Codo o Rodilla

Al Nivel de los ojos

Parte superior del húmero o el fémur

Parte inferior del Mentón

* También se puede dar vuelta la imagen

Esto es una guía aproximada y variara de acuerdo a las proporciones del cuerpo humano.

DR. SONIA F. TAN

TAN ACADEMY OF BALANCE

ILUSTRACIÓN 6

ILUSTRACIONES DEL CONCEPTO DE "IMAGEN"
APLICADO AL SISTEMA BALANCE

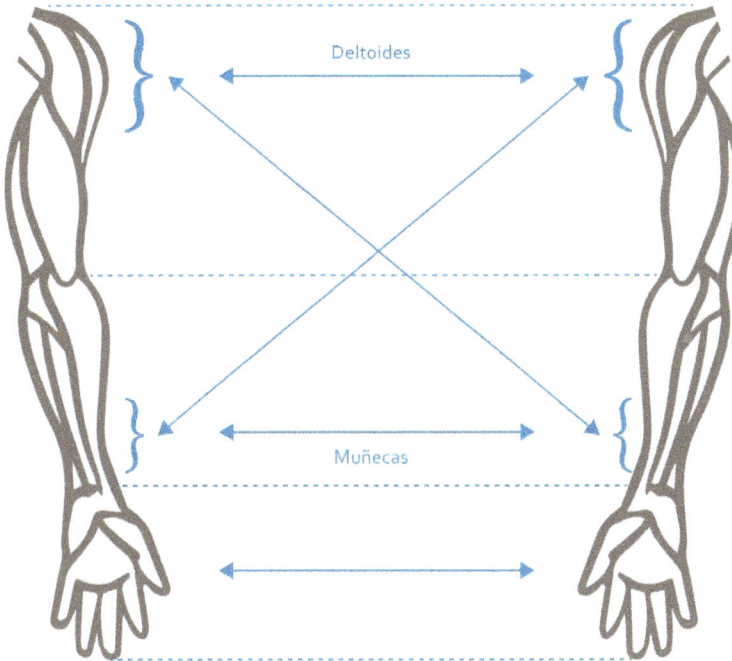

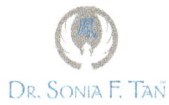

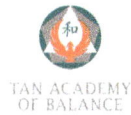

Deltoides

Muñecas

DR. SONIA F. TAN

TAN ACADEMY
OF BALANCE

© Dr. Sonia F. Tan 2024

ILUSTRACIÓN 7

ILUSTRACIONES DEL CONCEPTO DE "IMAGEN"
APLICADO AL SISTEMA BALANCE

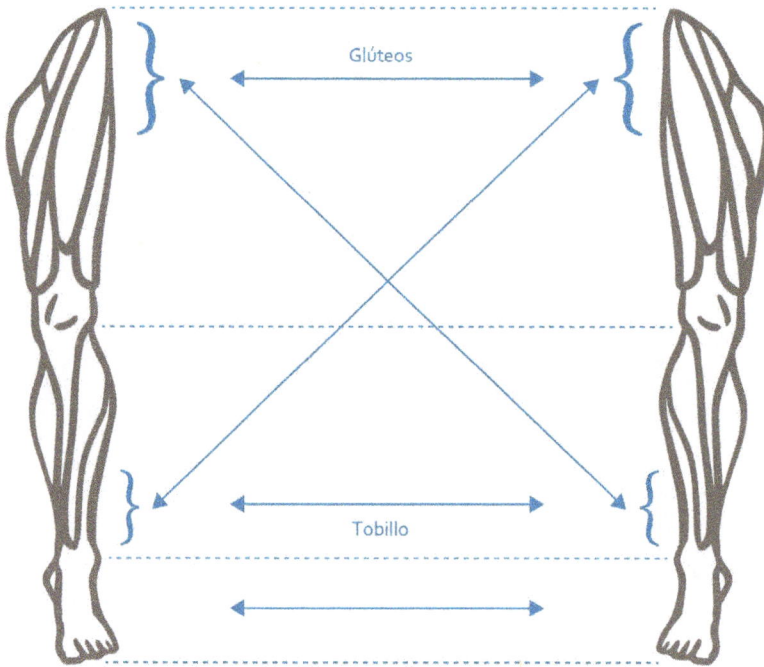

Glúteos

Tobillo

Dr. Sonia F. Tan

TAN ACADEMY
OF BALANCE

© Dr. Sonia F. Tan 2024

ILUSTRACIÓN 8

ILUSTRACIONES DEL CONCEPTO DE "IMAGEN" APLICADO AL SISTEMA BALANCE

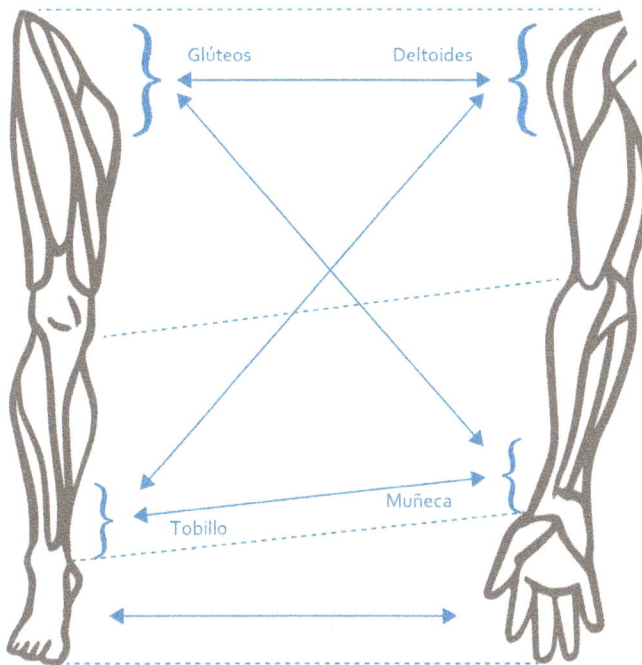

Glúteos   Deltoides

Tobillo   Muñeca

Dr. Sonia F. Tan

TAN ACADEMY
OF BALANCE

© Dr. Sonia F. Tan 2024

ILUSTRACIÓN 9

ILUSTRACIONES DEL CONCEPTO DE "IMAGEN" APLICADO AL SISTEMA BALANCE

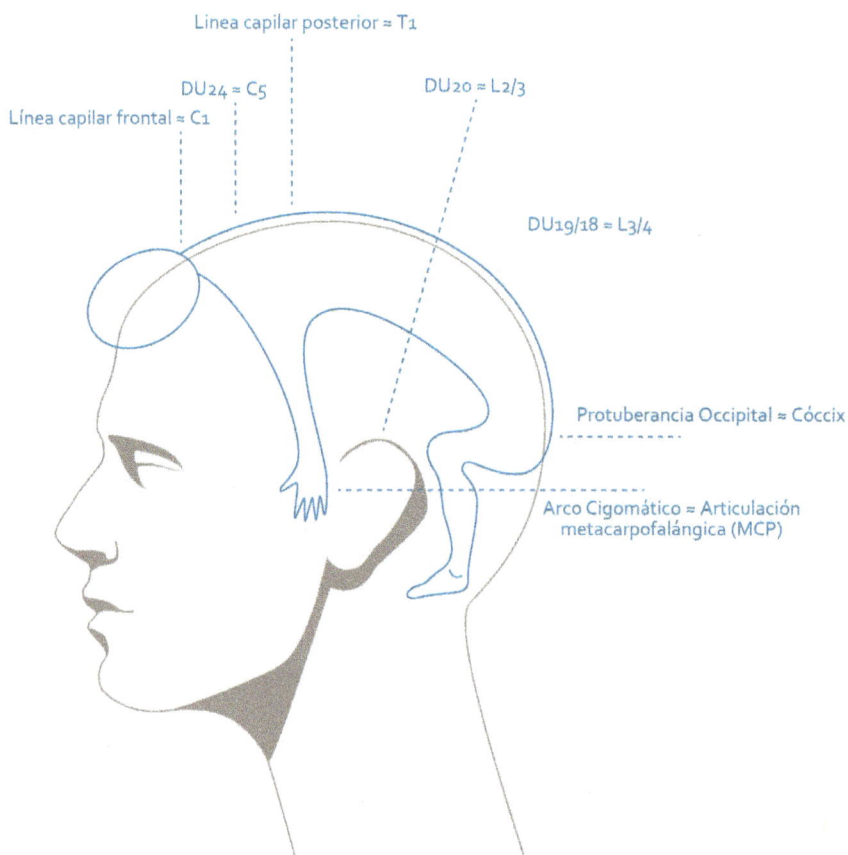

Linea capilar posterior ≈ T1

DU24 ≈ C5

DU20 ≈ L2/3

Línea capilar frontal ≈ C1

DU19/18 ≈ L3/4

Protuberancia Occipital ≈ Cóccix

Arco Cigomático ≈ Articulación metacarpofalángica (MCP)

Dr. Sonia F. Tan

TAN ACADEMY OF BALANCE

ILUSTRACIÓN 10

En la ilustración 10, puedes ver que el "mono calcetín" o el "hombre con peluquín" ilustra el uso del cuero cabelludo para tratar el dolor del canal Du. Encuentra tus puntos de referencia para los segmentos espinales y siente el cambio en el tejido del cuero cabelludo. También puedes usar esta área para tratar problemas del canal Ren, como en el pecho. Simplemente ve al segmento espinal correspondiente que se alinea con esa área.

Ejemplo de caso utilizando el Sistema I: Míng-Nombre.

El paciente llega quejándose de dolor de cuello y dolores de cabeza en el lado derecho desde aproximadamente VB 20 hasta el cuello hasta VB 21. Diariamente, el dolor es de 6 en la escala de dolor de 0 a 10. ¿Qué haces?

TRATAMIENTO: Canal contralateral Shaoyang de Sanjiao Triple Calentador-mano, utilizando el lado izquierdo del paciente (en este caso) y la imagen de "Show de Marionetas" (ilustración 3) donde la mano es la cabeza, sentada en el cuerpo, que es el brazo. Los puntos de acupuntura equivalentes para GB 20 a GB 21 en esta imagen serían aproximadamente SJ 4 a SJ 4.75A.

NOTA: En la Acupuntura del Sistema de Balance, cuando los puntos van seguidos de decimales, esto hace referencia a dónde estás en tu punto de **Āshì** 阿是 a lo largo de ese canal. Entonces, 4.75 significa aproximadamente tres cuartos del camino hacia SJ 5. ¿Tiene sentido? La "A" después del número indica que estás palpando para **Āshì** en esa área y esta es una aproximación de la ubicación de inserción del punto de acupuntura. Si utilizas más de una aguja en ese lugar, entonces tu nota en el gráfico debe indicar esto, con un "×" (signo de multiplicación) más el número de agujas. Por ejemplo, SJ 4.75A × 2 significa que debes encontrar la ubicación que está aproximadamente tres cuartos del camino desde SJ 4 hasta SJ 5, y aplicar una aguja en esta ubicación usando dos agujas en los puntos de palpación donde sientas el cambio en el tejido o el bloqueo del flujo de Qì en el canal. Sigue esta nomenclatura en tus propias notas del gráfico, para que todos hablemos el mismo idioma y para que tú u otros practicantes puedan entender instantáneamente desde las notas del gráfico dónde insertaste las agujas, y puedan repetir el tratamiento.

CAPÍTULO 4

Los Cinco Pasos

ANTES DE EMPEZAR A puncionar, hay pasos clave que debes recordar para no sólo aplicar la Acupuntura del Sistema Balance correctamente, sino también para lograr mejores resultados clínicos. Los primeros tres pasos fueron desarrollados por Shīfù Tan, y son más ampliamente conocidos como "Acupuntura 1, 2, 3". Añadí dos pasos más porque noté que había una brecha de resultados entre colegas y estudiantes. Los dos últimos pasos que añadí son importantes para mejorar los resultados del paciente.

Los Cinco Pasos del Sistema Balance de Acupuntura:

1. *Diagnóstica utilizando la Teoría de los Canales. ¿Qué canal está enfermo o refleja un bloqueo?* Encuentra el canal enfermo. Sigue el flujo del canal y evalúa los canales afectados en la(s) área(s) de bloqueo donde son sintomáticos.
2. *Evalúa cuál es el canal de balance.* La Acupuntura del Sistema Balance contiene cinco sistemas principales para elegir (seis en total). Determina qué sistema deseas utilizar. Si el área "enferma" o bloqueada está entre dos canales, entonces debes puncionar entre los dos canales de balance. Idealmente, tendrás una opción que refleje esto de cerca, y los dos canales estarán uno al lado del otro. De hecho, esta también es la mejor opción.

3. ***Elige tus puntos de acupuntura utilizando el Espejo o la Imagen (Holografía).*** En el capítulo anterior, proporcioné los mapas holográficos más utilizados en este método (ilustraciones 3-10). Independientemente de los muchos mapas holográficos descubiertos y en uso, lo más importante es utilizar puntos holográficos (de espejo) de manera efectiva para obtener mejores resultados clínicos. Tus mejores opciones son utilizar una semejanza anatómica más cercana al área afectada y trabajar con un mapa de imagen de espejo más amplio o grande.

4. ***Persigue el nivel de dolor o malestar hasta que se reduzca al menos en un 50 por ciento.*** Una vez que hayas logrado una reducción del 50 por ciento, sabrás que has encontrado el epicentro de tu área de tratamiento objetivo. Ahora puedes evitar pasar más tiempo para lograr una reducción del 100 por ciento, siempre y cuando sigas el Paso 5.

5. ***Deja que el Qì fluya durante al menos treinta minutos.*** Deja que el Qì circule, fluya y se integre a través de todos los canales y circuitos para realizar su integración y procesamiento en el cuerpo, y permítele completar un ciclo de Qì (lo que lleva aproximadamente veintinueve minutos). Si se aplica correctamente, es probable que después de treinta minutos de flujo de Qì, la mayoría del dolor o malestar restante haya desaparecido.

CAPÍTULO 5

Sistema II: Bié-Jīng 别经/ 別經 (Rama–Canal)

E N EL SISTEMA *BIÉ-JĪNG* 别经/別經 (Rama o Variante-Canal), los antiguos observaron una relación que surgía cuando se introducía el *Qì* (气/氣) en el Sistema I. ¿Qué significa introducir "Qì" en el sistema? ¿Qué sucede cuando lo haces? En el carácter chino para Qì (气/氣), se representa un grano de arroz hirviendo y el vapor que se crea sube, como una nube o neblina. Los antiguos se dieron cuenta de que podemos hacer lo mismo con el Bā Guà. Se puede crear vapor o niebla usando fuego para calentar agua. Por lo tanto, al colocar el Guà que simboliza el Fuego en la parte inferior y el Guà que simboliza el Agua en la parte superior, creamos vapor. Este Guà es único en el sentido de que el Guà superior es el exacto opuesto al Guà inferior, y, por lo tanto, tiene una afinidad o armonía creada dentro de sí mismo, con la línea superior del Guà superior queriendo encontrarse y estar equilibrada con la línea superior del Guà inferior, y así sucesivamente (ver ilustración 11).

Normalmente, el Guà quiere ir al lado opuesto para crear equilibrio. Pero aquí, cuando llega al Guà de "Qì de Vapor", se desvía hacia una relación vertical (siguiendo la ley natural del vapor moviéndose verticalmente), y cuando llega al *Yáo* 爻 (línea de barra) del Guà Fuego-Agua, quiere crear balance dentro de su propio Guà primero (este Guà Fuego-Agua). Entonces, el Yáo superior del Guà superior se conecta con el Yáo superior del Guà inferior primero, y luego se mueve hacia el lado opuesto del gráfico, siguiendo esa nueva ruta hacia un sistema de canal de órgano diferente (ver ilustración 11). Este es el Sistema II, el sistema Bié-Jīng–Rama o Variante–Canal.

Aquí está mi truco para memorizar este sistema complicado: Comienza con el canal bloqueado que has diagnosticado → conserva su nombre → cambia la polaridad → luego cambia los miembros. ¡Y ahí lo tienes! Como este es un sistema numerado par según lo etiquetó Shīfù Tan, el lado del tratamiento puede ser ipsilateral o contralateral. Por ejemplo, si el canal del Intestino Delgado–Mano Taiyang está bloqueado, conserva el nombre (es decir, Tai), cambia la polaridad (es decir, Yáng cambia a Yīn) y cambia el miembro (es decir, mano se convierte en pie). El destino se convierte en el canal del Bazo–Pie Taiyin. El único conjunto de meridianos que debes memorizar que se encuentran, son los canales de capa intermedia de Yangming y Jueyin.

SISTEMA # II

BIÉ-JĪNG 别经/別經 → Relación Rama-Canal

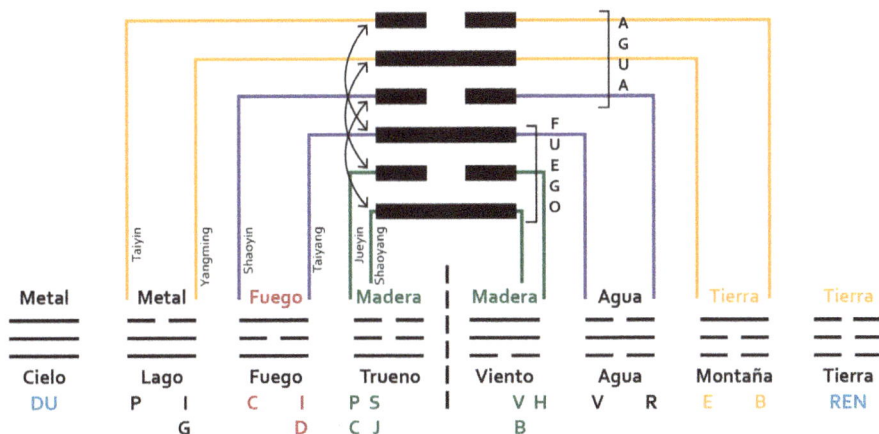

Mismo Nombre, polaridad opuesta.

Alternar Miembros.

Tratamiento Ipsilateral o Contralateral.

© Dr. Sonia F. Tan 2024

ILUSTRACIÓN 11

Ejemplo de caso usando el Sistema II: Bié-Jīng–Canal-Rama

Tu paciente llega quejándose de dolor lumbar y tensión en el lado izquierdo del canal Taiyang del Pie-Vejiga, desde aproximadamente L2 hasta L4. El dolor es de 5 en la escala de dolor de 0 a 10, diariamente. ¿Qué haces?

TRATAMIENTO: Canal Taiyin de la Mano-Pulmón ipsilateral o contralateral

Al elegir un lado, idealmente tienes tiempo para palpar ambos brazos del paciente y determinar cuál tiene más puntos de Āshì. Si el paciente es del tipo que no siente mucho dolor o molestia, entonces debes confiar en tus habilidades de palpación. Deberías sentir una diferencia en el tejido en el área que refleja la zona bloqueada del canal "enfermo" en el mapa de imagen espejo que estés utilizando; esto debería reflejar proporciones de ubicación y similitud anatómica en algunos mapas. Ejemplos de diferencias en el tejido son: el tejido se siente nudoso, fibroso, nodular, tenso, enmarañado o anormal. Trata el miembro donde el tejido se siente peor.

Si estás utilizando una estrategia de Balance Global (ver la próxima sección), es posible que no tengas opción sobre qué lado tratar. O si tus habilidades de palpación están poco desarrolladas, es posible que aún no hayas desarrollado un buen sentido del "tacto" del tejido y la percepción de esta diferencia de "sensación" del tejido y el *Dé Qì* 得气/得氣 a través de la aguja. Si este es el caso, confía en la Acupuntura del Sistema Balance, siempre y cuando elijas el canal de balance correcto y el área de imagen espejo correcta, tu tratamiento debería ser muy efectivo y rápido. Por lo tanto, confía en las ubicaciones de imagen espejo y en las estrategias del sistema de balance, y aplica la aguja allí, sintiendo un buen Dé Qì.

En el caso anterior, los puntos de acupuntura correspondientes serían LU 5 a LU 6A (× cuántas agujas has usado) si estás utilizando la imagen directa, donde la cabeza es equivalente al deltoides (ilustración 3). En cambio, si utilizaste la imagen de "marionetas" del cuerpo (ilustración 3), donde la mano representa la cabeza, entonces tus puntos de acupuntura correspondientes serían LU 4 a LU 5A (× cuántas agujas has usado). Asegúrate de tener *Lì Gān Jiàn Yǐng* 立竿见影/立竿見影 (poner el poste, ver su sombra; efecto instantáneo), para saber que definitivamente has encontrado tanto el canal correcto como las ubicaciones de puntos de acupuntura para desencadenar el retorno al balance. Si no lograste *Lì Gān Jiàn Yǐng*, entonces has pasado por alto algo, y deberías volver a pasar por los cinco pasos nuevamente.

CAPÍTULO 6

Sistema III: Biǎo-Lǐ 表里/ 表裡 (Exterior-Interior)

HORA, AVANZAMOS EN EL tiempo aproximadamente entre 800 y 1,000 años después del primer arreglo del *Fú Xī Bā Guà* (Secuencia Temprana o Pre-Cielo). En este momento, los antiguos observaron una manera diferente de arreglar los Guà para crear e ilustrar la armonía, y como resultado, una asignación diferente a los sistemas de canales de órganos basada en las energías de los Guà y los canales de órganos. Es esta era la que más se utiliza para la asignación de los Guà a los canales de órganos.

La explicación de cómo se asignaron los Guà a los canales de los órganos se explica mejor en un seminario en vivo. Sin embargo, aquí hay algunas cosas sencillas que debes tener en cuenta:

a) Cada Guà está situado frente a su Guà exactamente opuesto. (Observa el gráfico de los pares de Guà en la ilustración 12 y verás esta relación). Así, los Guà están en perfecta armonía e ilustran este vínculo.

b) Cada par opuesto de Guà suma un total de nueve líneas, un número importante en *Fēng Shuǐ* 风水/風水 (geomancia) y la metafísica china.

c) Por último, puedes ver que estos pares son los pares tradicionales de órganos enseñados en la escuela de acupuntura. Están emparejados de esa manera por una razón. Y ahora puedes ver por qué, ¡así que este será uno de los sistemas más fáciles de memorizar!

Debido a que este es un sistema numerado impar, el tratamiento debe realizarse solo en el lado contralateral. ¡Pruébalo!

SISTEMA # III

BIĂO LĬ 表里/表裡 → RELACIÓN EXTERIOR-INTERIOR

(Un número impar de barras es Yang y un número par de barras es Yin.)
(Un canal Yang es un Gua Yang. Un canal Yin es un Gua Yin.)

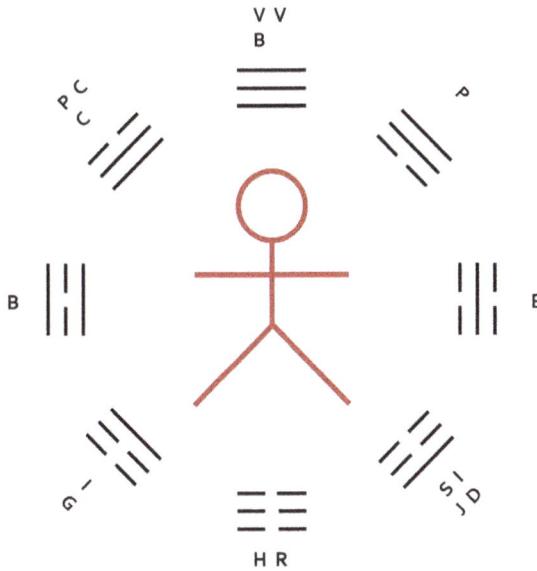

Tratamiento contralateral.

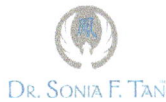

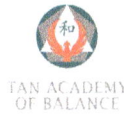

ILUSTRACIÓN 12

Ejemplo de Caso Usando el Sistema III:
Biǎo-Lǐ – Exterior-Interior

Un paciente llega quejándose de síndrome compartimental anterior de la tibia en la pierna derecha. El dolor se extiende aproximadamente desde ST 36 hasta ST 41 y es bastante intenso y doloroso, con un 9 en la escala de dolor de 0 a 10. El paciente no puede dorsiflexionar su pie. ¿Qué haces?

TRATAMIENTO: Canal Taiyin del Pie-Bazo contralateral.

Esta es una situación potencialmente humorística porque el paciente puede confundirse cuando te muevas hacia la pierna opuesta. Puede intentar corregirte y recordarte cuál pierna está lesionada. Solo ve allí y explica cómo los canales de acupuntura a menudo se conectan y se equilibran entre sí utilizando una conexión cruzada o contralateral, al igual que el lado derecho del cerebro tiene un mecanismo de control contralateral—el cerebro derecho controla el lado izquierdo—¡y muéstrales los resultados en segundos!

En este caso, los puntos de acupuntura correspondientes serían SP 9 a SP 5A (× la cantidad de agujas que hayas utilizado) si estás usando la imagen directa, donde la pierna inferior es equivalente a la pierna inferior. En esta situación, es menos ideal usar una imagen invertida para tratar el canal del Estómago, ya que eso significaría que tendrías que usar SP 10 a SP 12, un área del cuerpo que es menos conveniente y segura de acceder.

CAPÍTULO 7

Sistema IV: Reloj Chino – Opuesto

AHORA NOS ALEJAMOS DEL *Yì Jīng* 易经/易經 (*El libro de los cambios o I Ching*) y pasamos al reloj chino. Sí, así es, ¡aprendiste el reloj chino en la escuela de acupuntura por una razón!

Si colocas el reloj chino del flujo de órganos con el canal del Corazón en la posición del mediodía (de 11 a.m. a 1 p.m.), y luego sigues el flujo normal de órganos/canales en el sentido de las agujas del reloj con cada hora respectiva, verás fácilmente la conexión.

El Sistema IV crea balance a través del marco de tiempo opuesto de doce horas; ¡es así de simple! Entonces, si trazas una línea desde el Corazón hasta el lado opuesto del reloj circular, debería encontrarse con la Vesícula Biliar, su marco de tiempo opuesto de doce horas. El tiempo del Corazón va de 11 a.m. a 1 p.m. y el de la Vesícula Biliar va de 11 p.m. a 1 a.m. ¡Voilà!

En la Acupuntura del Sistema Balance, recuerda que porque este es un sistema de número par, el tratamiento puede ser ipsilateral o contralateral.

SISTEMA # IV

RELOJ CHINO - HORA OPUESTA

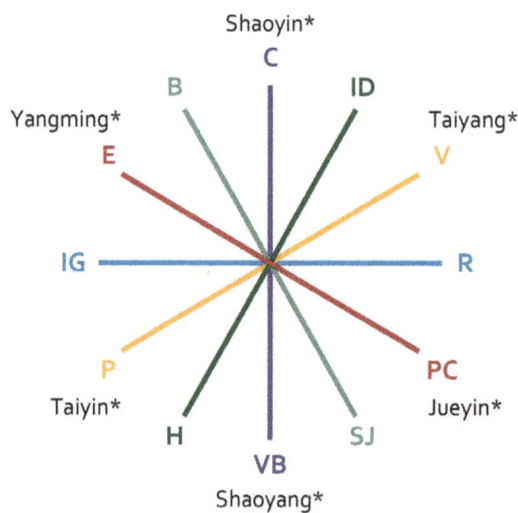

Tratamiento Ipsilateral o Contralateral

* Resultado Final igual al Sistema #2.

ILUSTRACIÓN 13

Ejemplo de Caso Usando el Sistema IV: Reloj Opuesto.

Un paciente entra en tu consulta quejándose de dolor escapular. El paciente sufrió una fractura de la escápula en tres lugares durante un accidente en bicicleta y tiene dolor en toda la escápula. Es un dolor de nivel 7 en una escala del 0 al 10 y el rango de movimiento del paciente está restringido. ¿Qué haces?

TRATMIENTO: Canal Jueyin del Pie-Hígado, ipsilateral o contralateral.

Este sistema es uno de mis favoritos y el de Shīfù Tan para tratar el dolor en el canal del Intestino Delgado y la escápula. La razón principal para elegir el canal del Hígado como canal de balance se debe a la semejanza anatómica. La escápula es una pieza de forma huesuda, y el canal del Hígado es un canal de forma huesuda también que va a través del largo de la superficie medial de la tibia. Además, el practicante puede usar dos imágenes en la pierna para reflejar la escápula. Una es la imagen del show de marionetas, que coloca la escápula aproximadamente en LR 4 a LR 4.75A. La otra imagen utiliza el maléolo medial como una versión micro de la escápula triangular, con el vértice de la escápula imaginado como el extremo proximal del maléolo medial. Si se realiza la acupuntura en el maléolo, se elige el área que refleja exactamente la ubicación del dolor escapular para el paciente. Por ejemplo, si el dolor del paciente está en la espina superior de la escápula, palpe y acupunte la porción distal del maléolo medial. Con cualquiera de las imágenes, se acupunta transcutáneamente a través del hueso para obtener el resultado más efectivo.

CAPÍTULO 8

Sistema V: Reloj Chino – Vecino

EL SISTEMA V TAMBIÉN utiliza el reloj chino, pero aplica una relación de balance diferente que fue descubierta por los antiguos.

En este sistema, se crea balance a través del canal del órgano vecino. ¿Qué vecino? Mientras podrías mirar el diagrama y memorizar cuáles son, mi truco para facilitarlo y trabajar sobre la marcha es que el vecino que equilibra el órgano/canal bloqueado es el vecino que tiene la *misma* polaridad. Entonces, el canal del órgano Yīn se equilibra con el vecino que también es un canal de órgano Yīn. Eso es todo, ¡otro uso del reloj chino que nunca pensaste que utilizarías de nuevo! Recuerda que este es un sistema de número impar, así que el tratamiento solo se realiza en el lado contralateral. ¡Ahora solo necesitas visualizar el reloj chino en tu cabeza y podrás aplicar este sistema con facilidad!

SISTEMA # V

RELOJ CHINO – VECINO

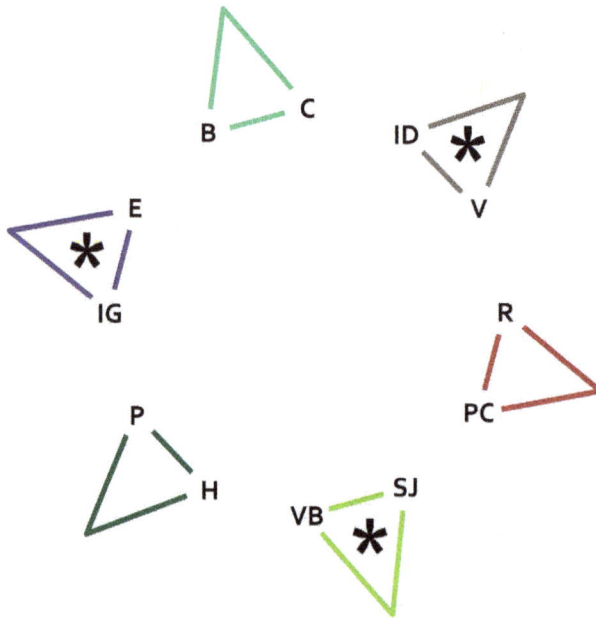

Misma Polaridad.

Tratamiento Contralateral.

* Resultado Final igual al Sistema #1.

ILUSTRACIÓN 14

Ejemplo de Caso usando el Sistema V: Reloj Vecino

Un paciente llega a su consulta quejándose de dismenorrea. Hasta este punto, solo has aprendido el Balance de Sistemas Simples y no el Balance de Sistemas Múltiples de OBGYN 8 (que cubriremos en la Parte II de este libro). Sin embargo, ¡aún puedes ser efectivo! En términos de dolor menstrual, los canales principales "afectados" son el Riñón, el Estómago y posiblemente el Bazo. ¿Qué harías en este caso?

TRATAMIENTO: Canal Jueyin de la Mano-Pericardio contralateral, Canal Yangming de la Mano-Intestino Grueso contralateral, o Canal Shaoyin de la Mano-Corazón contralateral

En este caso, tu mejor elección sería el canal Jueyin de la Mano-Pericardio contralateral. No solo equilibra el canal del Riñón en el Sistema V, sino que también equilibra el canal del Estómago en el Sistema II. Al elegir el canal del Pericardio como el canal de balance, estás siendo más eficiente al usar un solo meridiano para tratar dos canales.

En este ejemplo de caso, tienes dos opciones de puntos de acupuntura correspondientes. Uno es la imagen directa de los Ovarios o el Útero. Los Ovarios se encuentran aproximadamente a la mitad hasta dos tercios de la distancia hacia abajo del abdomen inferior, y el Útero está ubicado aproximadamente a dos tercios de la distancia hacia abajo. Por lo tanto, en el canal del Pericardio, deberías palpar y aplicar agujas desde PC 4 hasta PC 6 para la dismenorrea. Alternativamente, puedes utilizar un punto del Maestro Tung llamado *Zhōng Guān* (中关/中關, Paso Medio/Puerta Media) para el Útero (y la Próstata) que se encuentra en el canal del Pericardio, aproximadamente en PC 7.2. Este punto de acupuntura Zhōng Guān utiliza una imagen de espejo diferente. Es similar al uso de la imagen de la Terapia Coreana de la Mano. No confundas este punto como la imagen directa (en la cual la cabeza es el deltoides) de los Ovarios y el Útero. Este punto del Maestro Tung llamado Zhōng Guān, ubicado en el nivel de PC 7.2, es un excelente punto de acupuntura para usar cuando solo tienes una aguja y aún necesitas moverte alrededor.

CAPÍTULO 9

Sistema VI: Hé合 – Sí Mismo

EL ÚLTIMO SISTEMA PRINCIPAL de los clásicos antiguos que utilizamos en la Acupuntura del Sistema de Balance se llama Hé 合, que significa "ser idéntico con" o "ajustarse a sí mismo", como se usa en la frase *wěn hé* 吻合. Nos referimos a este sistema más comúnmente como "Auto" o "Mismo". Aquí, el practicante utiliza el canal que está "enfermo" para tratarse a sí mismo. Sin embargo, a diferencia de lo que se aprende en la escuela, la forma en que lo aplicamos tiene dos opciones. Uno, puedes usar un punto de acupuntura de imagen de espejo en el propio meridiano, es decir, el meridiano "enfermo". Por ejemplo, si alguien consulta por dolor en la mitad de la mejilla y lo evalúas como en el canal Yangming del Estómago–Pie. Utilizando el Sistema VI, el punto a utilizar estaría en el canal Yangming del Estómago–Pie mismo, y se seleccionaría el punto de acupuntura según la ubicación de la mejilla que tiene dolor. Observando la imagen en la ilustración 5, que utiliza una gran imagen de la cara en una orientación directa, el punto de acupuntura utilizando esta imagen sería aproximadamente ST 40. Gran parte de este sistema se utiliza en el Balance de Sistemas Múltiples, también conocido como Balance Global (ver Parte II). O, como segunda opción, un secreto clínico personal, en ciertos casos, son los puntos de Xi Hendidura del propio meridiano. En el ejemplo anterior, esto sería ST 34.

Ten en cuenta que aunque este sistema es de números pares, el lado de tratamiento es solo ipsilateral con este sistema. Esta es la única excepción.

Ejemplo de Caso Usando el Sistema VI: Hé – Sí mismo

Un paciente entra a tu consultorio quejándose de dolor en la mejilla, en el área de ST 3 a ST 4 y luego hasta ST 6. ¿Qué haces?

TRATAMIENTO: Canal Estómago–Pie Yangming ipsilateral

Utilizando la imagen directa de toda la cara (ilustración 5), los puntos de acupuntura correspondientes serían desde ST 37 hasta ST 40.5. Si se utiliza la imagen invertida de toda la cara (ilustración 6), los puntos de acupuntura serían desde ST 30.5 hasta ST 33. Si se utiliza el mapa de imagen de espejo donde el pie representa la cara, es decir, show de marionetas en la ilustración 4, también se podrían utilizar ST 42 hasta ST 43. Sin embargo, esta opción proporciona un área mucho más pequeña para trabajar, lo que dificulta llegar con precisión al área objetivo.

Además, mencioné que en lugar de usar puntos de imagen de espejo en el sí mismo, puedes utilizar mi favorito clínico, los puntos Xi Hendidura. En este caso, sería ST 34. En mi práctica, he descubierto que hay un resultado aún mejor: si los puntos Xi Hendidura también están en un punto de imagen de espejo que estás tratando de sanar, esto puede resultar en un tratamiento efectivo de doble y a veces triple capa.

La investigación de Peter Dorsher, MD, apoya el tratamiento del mismo meridiano del Sistema VI. Observando la comunión entre las líneas miofasciales, los puntos gatillo y los canales de acupuntura, encontró que el 80 por ciento de las líneas miofasciales y los puntos gatillo se alinean y se superponen con los canales de acupuntura (Dorsher, 2009). Además, su investigación ilustra que cuando la fascia envuelve una aguja y esta se manipula, el tirón de la fascia a nivel distal afecta a toda la cadena miofascial (Dorsher, 2009). Las fibras musculares y la fascia se adhieren más fácil y completamente a una aguja no recubierta, lo que permite una mayor conexión con la aguja y, por lo tanto, un mayor tirón en la línea miofascial y el propio canal de acupuntura (Dorsher, 2009). Siempre he preferido las agujas no recubiertas, y esto es una prueba adicional de su efectividad mejorada. Las herramientas efectivas y mejoradas amplifican aún más las buenas habilidades.

Por supuesto, aún puedes tener un efecto con agujas recubiertas. Sin embargo, estoy dispuesta a apostar a que tendrás un Dé Qì mejorado y más fuerte, así como resultados clínicos mejorados con agujas no recubiertas. Es posible educar a tu paciente para que entienda que el Dé Qì es positiva y un resultado deseado que puede mejorar sus resultados. ¡Se emocionarán cuando experimenten un buen *Dé Qì*!

Otras Recomendaciones Clinicas

Más allá de prestar atención a las herramientas que estás utilizando, quiero enfatizar la importancia de tus habilidades clínicas de palpación y tu capacidad para sentir las energías a través de las agujas, ya sean sutiles o intensas. Recuerda que estamos sujetando un pedazo de metal que ha sido insertado en un fluido eléctricamente cargado. Entrena tus sentidos para sentir la chispa, el Dé Qì antes o en el momento en que ocurre para el paciente, de manera que aunque ellos no la sientan, porque tú estás bien practicado en ello, sepas que has encontrado el punto correcto de activación. Esto requiere práctica y el uso de las mejores herramientas para ti.

Por último, sobre la técnica de la acupuntura y las agujas, notarás que cuando trabajo, uso anillos. Llevo anillos en la mano que uso para la acupuntura, para proteger la cantidad de *Dé Qì* que absorbo del paciente. En el pasado, antes de usarlos, solía tener dolor en las articulaciones metacarpofalángicas. Entonces, basándome en un concepto que conocía desde pequeña, compré unos anillos de jade para mis dedos, ¡y voila! ¡El dolor desapareció! También puedes usar cuarzo para ayudar a bloquear y absorber energía. Por último, he encontrado que la hematita es útil debido a sus propiedades de circulación de Qì y Sangre. ¡Feliz búsqueda de anillos!

CAPÍTULO 10

Puntos Especiales del Dr. Richard Teh-Fu Tan

Hígado 8 Tan (H 8T)

ESTE PUNTO SE LOCALIZA más fácilmente comenzando en B9, luego moviéndote aproximadamente 1 cùn (unidad de longitud o pulgada) hacia adelante y subiendo sobre la tibia unos 2 cùn. Desde aquí, luego muévete posteriormente casi hasta el borde posterior de la tibia, y después desciende inferiormente sobre la tibia unos 2-3 cùn. Este punto es una zona amplia y se estimula normalmente con dos o tres agujas insertadas oblicuamente subcutáneamente. El punto tiene la forma de un poroto (semejante a un riñón) y el tamaño de una tarjeta de crédito. Ver ilustración 15.

INDICACIONES: Hígado 8 Tan puede ser usado como sustituto del tradicional H8. En la Acupuntura del Sistema de Balance, úsalo también para tratar cualquier cosa relacionada con los ojos, sienes, oído, condiciones del abdomen cerca del nivel del ombligo y cualquier otro canal de balance correspondiente que trate, así como la imagen de espejo de la ubicación.

Hígado 8 Tan (H 8T)

Punto de Acupuntura especial Hígado 8 del Dr. Richard Teh-Fu Tan

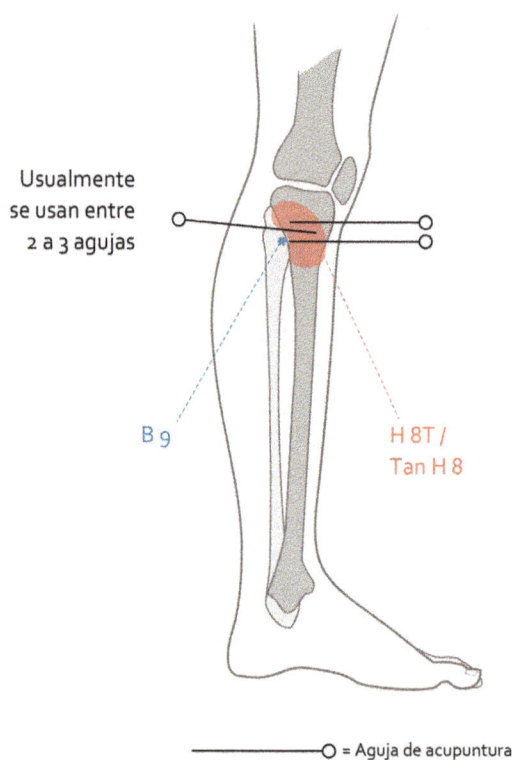

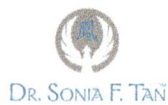

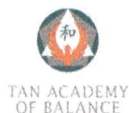

Usualmente se usan entre 2 a 3 agujas

B 9

H 8T /
Tan H 8

○ = Aguja de acupuntura

DR. SONIA F. TAN

TAN ACADEMY
OF BALANCE

© Dr. Sonia F. Tan 2024

ILUSTRACIÓN 15

Vesícula Biliar 34 Tan (VB 34T)

Este punto se localiza más fácilmente comenzando en el tradicional VB 34, que se encuentra en el borde inferior y anterior de la cabeza de la fíbula. Avanza a lo largo del borde inferior de la cabeza de la fíbula hacia el borde posterior, y encuentra el espacio entre el hueso y el tendón. Si pasas el tendón y terminas en el lado posterior del mismo, has ido demasiado lejos. Este punto tiende a sentirse fuerte cuando se acupuntura correctamente. Ver ilustración 16.

INDICACIONES: Vesícula Biliar 34 Tan se puede utilizar como sustituto del tradicional VB 34. En la Acupuntura del Sistema Balance, úsalo también para tratar cualquier cosa relacionada con los ojos, sienes, oído, condiciones del abdomen cerca del nivel del ombligo y cualquier otro canal de balance correspondiente que se trate, así como la imagen de espejo de la ubicación.

Vesícula Bilia 34 Tan (VB 34T)

Punto de Acupuntura especial Vesícula Biliar 3 del Dr. Richard Teh-Fu Tan

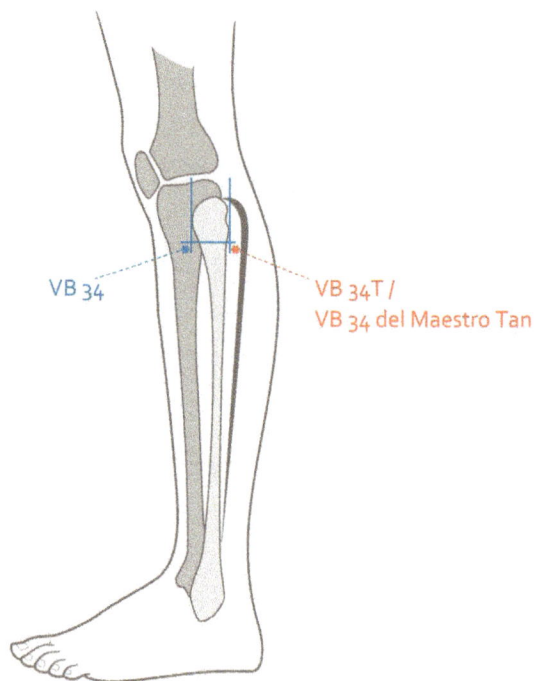

VB 34

VB 34T /
VB 34 del Maestro Tan

Dr. Sonia F. Tan

TAN ACADEMY
OF BALANCE

© Dr. Sonia F. Tan 2024

ILUSTRACIÓN 16

PARTE II

Sistemas Multiples – Balanceando Muchos Canales a La Vez y Condiciones de Medicina Interna

CAPÍTULO 11

Balance Múltiple – Balanceando los Sistemas de Manera Global

DESPUÉS DE HABER COMENZADO y pasado al menos cuatro semanas utilizando exclusivamente la Acupuntura del Sistema de Balance (¡Sí, intégrate! ¡Sumérgete para entenderlo y observarlo bien!), y te hayas vuelto más cómodo con su aplicación, imagino que estarás impresionado y fascinado, y tendrás más preguntas. ¡Eso es normal! Aquí es donde empezamos a abordar algunas de tus preguntas y avanzamos al siguiente nivel. El Balance Múltiple, o Balance Global, trabaja con estrategias complejas y planes de tratamiento, con resultados más amplios y duraderos.

Las Reglas del Juego: ¿Cuándo y por qué?

En el Balance Múltiple, históricamente denominado así por Shīfù Tan como Balance Global, abordamos tres problemas clave:

1. ¿Qué hacer si más de un área de un canal está enferma?
2. ¿Qué hacer si están enfermos dos o más canales?
3. ¿Qué hacer si un paciente tiene problemas internos o de medicina funcional?

Aquí es donde se requiere un tratamiento más fuerte y duradero utilizando el Balance Múltiple o Global. ¿Por dónde empezar?

Hay dos requisitos que uno debe cumplir para establecer una estrategia de tratamiento de Balance Múltiple o Global, donde se espera que los resultados sean más fuertes, duraderos y de alcance más amplio. Esta última parte es importante de recordar, porque a veces necesitas que tu tratamiento sea más amplio y otras veces necesitas mantenerlo específico. Los dos requisitos provienen de las mentes ingenieras del Dr. Chao Chen y el Dr. Richard Teh-Fu Tan. De hecho, yo también provengo de dos generaciones de ingenieros, por lo que, aunque mi mente no sea oficialmente de ingeniero, lo es informalmente, y espero que lo aprecies. Quizás veas esto especialmente cuando imparta clases presenciales y cómo me gusta descomponer las cosas y luego ponerlas sistemáticamente juntas para una comprensión mejorada.

Requisito Uno: Balance Dinámico — Flujo Yīn-Yáng

Elige dónde colocar los puntos de acupuntura según la polaridad del canal y mantén la misma polaridad en cada cuadrante o extremidad. Esto crea una ley natural donde Yīn y Yáng fluyen en un patrón alternante (ver ilustración 17).

BALANCE DÍNAMICO

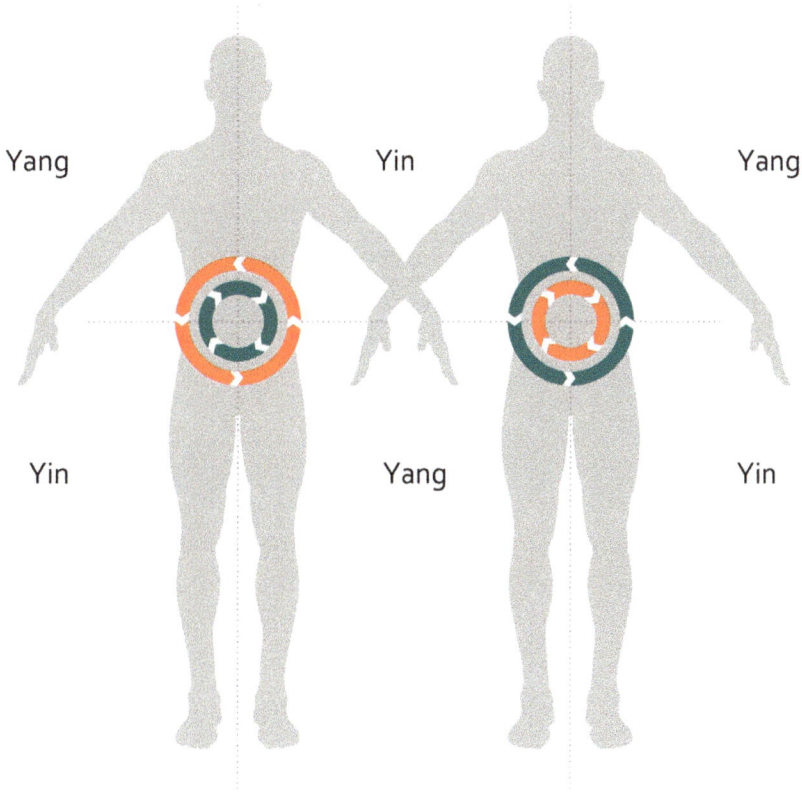

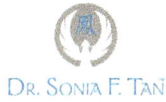

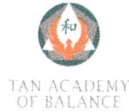

Yang   Yin   Yang

Yin   Yang   Yin

Dr. Sonia F. Tan

TAN ACADEMY
OF BALANCE

© Dr. Sonia F. Tan 2024

ILUSTRACIÓN 17

Requisito Dos: Balance Estático — Truss (armazón)

Elige qué meridianos conectar a través de los cinco sistemas de la Acupuntura del Sistema de Balance para crear uno de los cuatro tipos de Truss (armazones) de ingeniería. Esta es una estructura comúnmente vista en ingeniería civil diseñada para crear una base sólida, y nosotros la utilizamos por la misma razón en la Acupuntura del Sistema de Balance. No es necesario tener los cuatro Truss; solo uno será suficiente.

BALANCE ESTÁTICO - TRUSS
(Armazón)

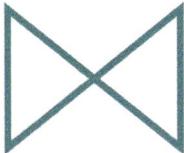

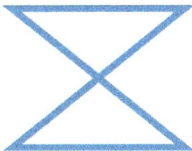

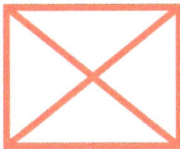

ILUSTRACIÓN 18

CAPÍTULO 12

Los Mapas de Balance Global:
Tu Plan de Navegación

E N ESTE CAPÍTULO, HE incluido una variedad de "mapas clínicos" que siguen estrategias de Balance Múltiple o Global para ayudarte a comenzar con los tratamientos. Una cosa que debes tener en cuenta al comenzar con los favoritos clínicos de Shīfù Tan o los míos propios: PUEDES personalizar y cambiar cosas dentro de estos "mapas", siempre y cuando sepas cómo hacerlo. Pasé muchas clases con Shīfù Tan, y también muchos martinis, para preguntar y entender qué podía hacer creativamente y cómo él trabajaba creativa y clínicamente. La personalización viene con el conocimiento profundo de los diversos tipos de mapas de imagen de espejo y también con el conocimiento de los seis Sistemas Individuales. Gran parte de esas personalizaciones las verás cobrar vida en clase con casos reales. Cuanta más personalización puedas hacer, más enfocados, eficientes y mejorados serán tus resultados clínicos. ¡Probémoslo!

Algunas cosas importantes para recordar sobre los "mapas":

1. Cualquier estrategia o mapa con el nombre "Mágica" fue creado por el Dr. Richard Teh-Fu Tan.

2. No es la intención de este libro explicar el origen de los mapas. Para esa información, necesitas tomar un seminario en vivo, lo cual profundizará tu comprensión de por qué se utilizan estos mapas y por qué funcionan.

3. Los puntos de acupuntura listados son los favoritos clínicos de Shīfù Tan. También he compartido e indicado algunos de mis propios favoritos basados en mi experiencia clínica.

4. Existen otros "mapas de Balance Global". De hecho, en mi seminario en vivo cubrimos más de estos mapas y también discutimos cómo crear tus propios mapas. En este libro, he presentado las mejores y más comunes formas de iniciar el aspecto de medicina interna de tu práctica.

5. Recuerda que los mejores tratamientos dan al cuerpo un mensaje simple y específico. No omitas el uso de un tratamiento de Balance Individual para utilizar un mapa de Balance Múltiple predefinido y fácil. El Balance Múltiple no siempre es mejor que trabajar con un tratamiento de Balance Individual. ¡Cuanto más específico y directo sea el mensaje en tu tratamiento, mejor!

Una palabra sobre el término "Sistemas Múltiples". Este es un término que desarrollé como una forma de hacer una distinción más clara y comprensión de su uso, función y resultado previsto. A veces lo utilizo de manera intercambiable con "Balance Global", término acuñado por Shīfù Tan. Mi preferencia es referirme a él como "Balance de Sistema Múltiple ", debido a su intención más clara de utilizar dos o más canales, y por ende sistemas, para lograr tus resultados clínicos, ya sean problemas musculo esqueléticos complejos o condiciones de medicina interna.

Estrategia del Millón de Dólares para el Dolor de Espalda Baja ($LBP)

INDICACIONES: Dolor de espalda baja (lumbar) en el canal de la Vejiga principalmente, que requiere un tratamiento más fuerte y duradero (ilustración 19), donde también se observan además del dolor lumbar, síntomas de dolor o molestias en las piernas, fatiga, inquietud y/o baja energía. Esta colección de síntomas indica que más de un área del canal de la Vejiga está bloqueada y que el paciente puede tener algunas condiciones de función de medicina interna que deben ser abordadas.

NOTA ADICIONAL: ¿Es esto deficiencia o simplemente que el Qì no puede ser accedido debido al bloqueo? Ten en cuenta que el dolor de espalda no siempre se debe a una deficiencia. En el concepto de *Běn Biāo* 本标/本標 (causa raíz y síntomas o rama de una enfermedad), las raíces prosperarán cuando se recorten las ramas, al igual que en la jardinería. Tratar las raíces para que prosperen las raíces mismas no siempre está indicado.

NOTA: Asegúrate de seguir las reglas de los Sistemas I–VI y sus requisitos contralaterales/ipsilaterales, y elige el lado contralateral adecuado para los canales *Líng Gǔ* 灵骨/靈骨 (Hueso del Espíritu), *Dà Bái* 大白 (Gran Blanco), *Zhōng Bái* 中白 (Blanco Centro/Medio), Intestino Delgado y Riñón.

Estrategia del Millón de Dólares para el Dolor de Espalda Baja
(Estrategia $LBP)

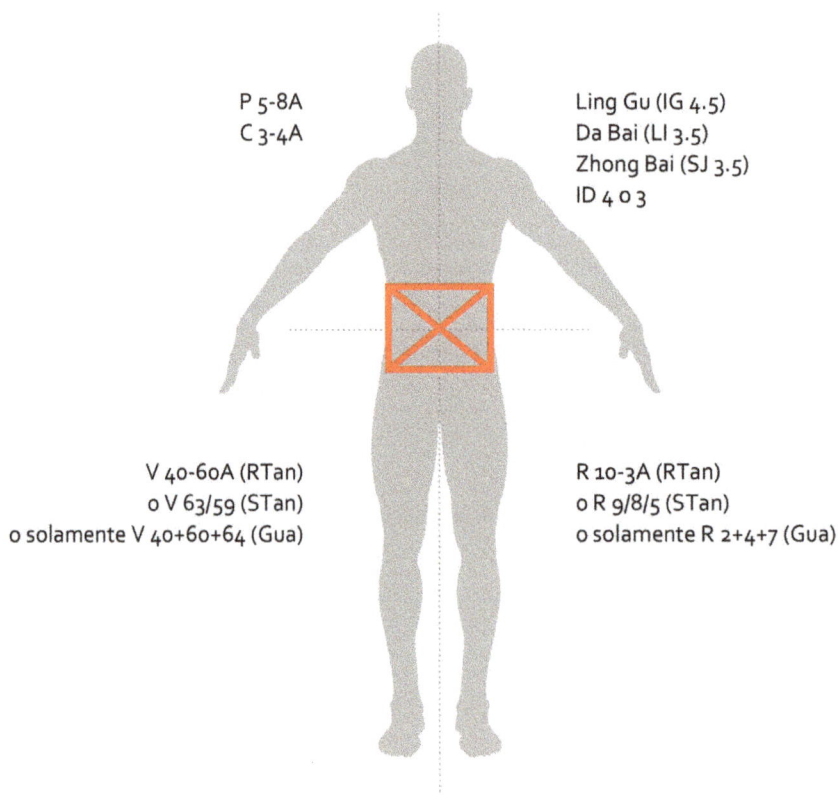

P 5-8A
C 3-4A

Ling Gu (IG 4.5)
Da Bai (LI 3.5)
Zhong Bai (SJ 3.5)
ID 4 o 3

V 40-60A (RTan)
o V 63/59 (STan)
o solamente V 40+60+64 (Gua)

R 10-3A (RTan)
o R 9/8/5 (STan)
o solamente R 2+4+7 (Gua)

Asegúrate de obedecer las reglas contralaterales.

DR. SONIA F. TAN

TAN ACADEMY
OF BALANCE

© Dr. Sonia F. Tan 2024

ILUSTRACIÓN 19

Estrategia del Millón de Dólares para la Espalda Baja + Canales de Vesícula Biliar e Hígado ($LBP + VB + H)

INDICACIONES: Dolor de Espalda Baja (lumbar) en el canal de la Vejiga y canal de la Vesícula Biliar (ver ilustración 20). Recuerda que cuando dos o más canales están bloqueados, debes considerar el uso de una estrategia de Balance Múltiple para obtener resultados más fuertes y duraderos.

NOTA: Asegúrate de seguir las reglas de los Sistemas I–VI y sus requisitos contralaterales/ipsilaterales, y elige el lado contralateral adecuado para los canales Líng Gǔ, Dà Bái, Zhōng Bái Intestino Delgado y Riñón.

Estrategia del Millón de Dólares
para el Dolor de Espalda Baja
+ Canales de Vesícula Biliar e Hígado
($LBP + VB + H Strategy)

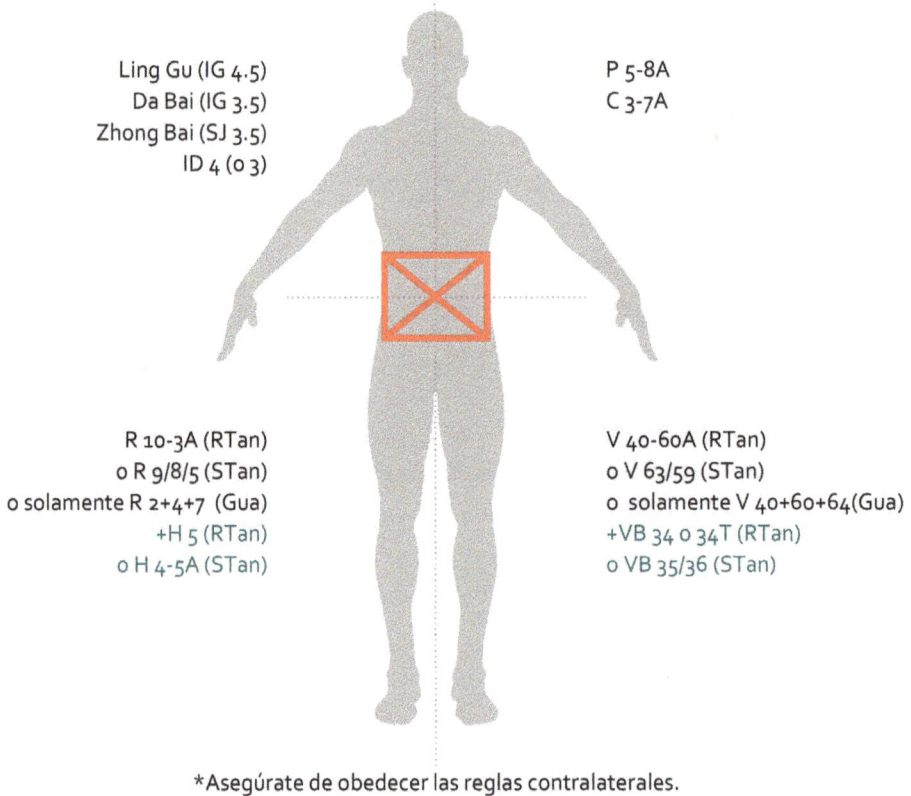

Ling Gu (IG 4.5)
Da Bai (IG 3.5)
Zhong Bai (SJ 3.5)
ID 4 (o 3)

P 5-8A
C 3-7A

R 10-3A (RTan)
o R 9/8/5 (STan)
o solamente R 2+4+7 (Gua)
+H 5 (RTan)
o H 4-5A (STan)

V 40-60A (RTan)
o V 63/59 (STan)
o solamente V 40+60+64(Gua)
+VB 34 o 34T (RTan)
o VB 35/36 (STan)

*Asegúrate de obedecer las reglas contralaterales.

Dr. Sonia F. Tan

TAN ACADEMY
OF BALANCE

© Dr. Sonia F. Tan 2024

ILUSTRACIÓN 20

Estrategia Mágica 4 para la Línea Media

INDICACIONES: Cualquier síntoma a lo largo de la línea media que incluya solo los canales Ren, Riñón y Estómago (ilustración 21). (Los otros ocho Vasos Extraordinarios no están cubiertos en este libro.) Los síntomas se extienden solo hasta el canal del Estómago. El paciente usa "una mano" para mostrar el problema. Esto incluiría malestar en el pecho, palpitaciones, trastorno por reflujo gastroesofágico (ERGE), náuseas, vómitos, mareos matutinos, condiciones de la vejiga y problemas en los órganos reproductivos.

NOTA: Asegúrate de seguir las reglas de los Sistemas Individuales y sus requisitos contralaterales/ipsilaterales. Si los síntomas son unilaterales, elige el lado contralateral adecuado para aquellos canales que equilibren los canales principales afectados del Riñón y Estómago. También ten en cuenta que, para problemas reproductivos femeninos, aunque este enfoque puede ser adecuado, hay otra aproximación que puede ser apropiada. Consulta OBGYN 8 que se cubrirá más adelante en este libro.

Estrategia Mágica 4 para la Línea Media
(También conocida como Mágico 4 de Frente Estrecho)
- Puntos Clínicos Favoritos -

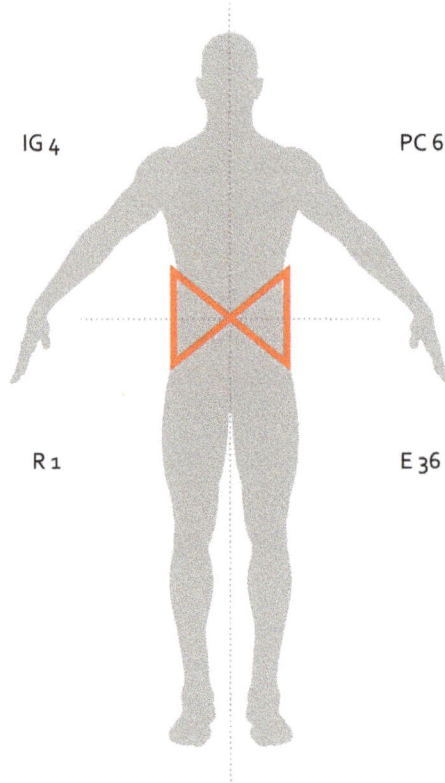

IG 4

PC 6

R 1

E 36

Ajustar/ Personalisar como vea necesario.
* Recuerde obedecer las reglas para contralateral, de ser necesario.

Dr. Sonia F. Tan

TAN ACADEMY
OF BALANCE

© Dr. Sonia F. Tan 2024

ILUSTRACIÓN 21

Estrategia Mágica 9 (8+1)

INDICACIONES: Cualquier síntoma digestivo donde los síntomas del paciente se localizan más lateralmente al canal del Estómago y abarcan los canales de Bazo y Vesícula Biliar (ilustración 22). El paciente usa "dos manos" para mostrar el problema. Esto incluiría, además de irregularidades digestivas generales, hinchazón, estreñimiento, diarrea, síndrome del intestino irritable (IBS), diabetes y problemas metabólicos como ejemplos.

NOTA: Asegúrate de seguir las reglas de los Sistemas Individuales y sus requisitos contralaterales/ipsilaterales. Elije el lado contralateral adecuado para aquellos canales que equilibren los canales principales afectados, si los síntomas son unilaterales.

Estrategia Mágica (8+1)

- Puntos Clínicos Favoritos -

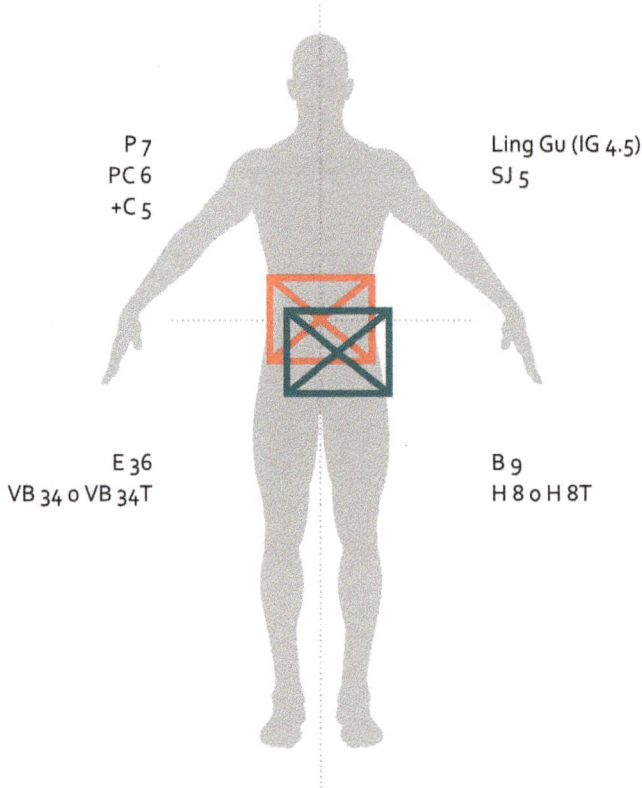

P 7
PC 6
+C 5

Ling Gu (IG 4.5)
SJ 5

E 36
VB 34 o VB 34T

B 9
H 8 o H 8T

Ajustar/ Personalisar como vea necesario.
* Recuerde obedecer las reglas para contralateral, de ser necesario.

DR. SONIA F. TAN

TAN ACADEMY
OF BALANCE

© Dr. Sonia F. Tan 2024

ILUSTRACIÓN 22

Estrategia Mágica 4 Para el Calor

INDICACIONES: Todos los tipos de calor, ya sea en exceso o deficiencia, como infecciones, síntomas generales de calor por deficiencia, fiebre, sudoración (exceso o deficiencia), todos los síntomas de calor (ilustración 23).

NOTA 1: El primer enfoque es equilibrar el canal del Intestino Delgado porque el canal del ID es tanto un canal de Fuego como el canal más superficial en el cuerpo, la capa Taiyang. El siguiente enfoque es en el canal del Hígado, ya que está más relacionado con el calor, dado que este canal es fácilmente susceptible al calor y al Fuego, y esto se manifiesta y se gestiona en su flujo sistémico. Por lo tanto, al tratar el calor, siempre debes emparejar el canal del ID con el canal del Hígado, y además con la estrategia Mágica 4 para el Calor que se detalla a continuación como un tratamiento interno más fuerte y duradero.

NOTA 2: Asegúrate de seguir las reglas de los Sistemas Individuales y sus requisitos contralaterales/ipsilaterales. Elije el lado contralateral adecuado para aquellos canales que equilibren los canales principales afectados, si los síntomas son unilaterales.

Estrategia Mágica 4 Para el Calor
- Puntos Clínicos Favoritos -
(no convertibles)

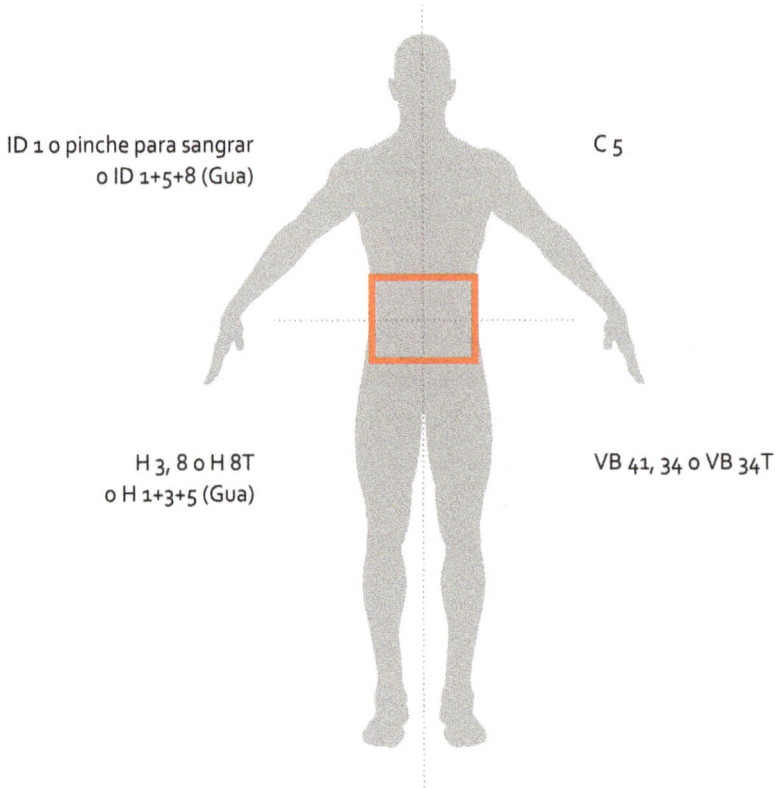

ID 1 o pinche para sangrar
o ID 1+5+8 (Gua)

C 5

H 3, 8 o H 8T
o H 1+3+5 (Gua)

VB 41, 34 o VB 34T

* Recuerde obedecer las reglas para contralateral, de ser necesario.

Dr. Sonia F. Tan

TAN ACADEMY
OF BALANCE

© Dr. Sonia F. Tan 2024

ILUSTRACIÓN 23

Estrategia Mágica 4 para el Calor: Ejemplo de Caso Real de Mi Práctica Clínica

Bruce (nombre cambiado por confidencialidad) es un hombre de cincuenta años y uno de mis pacientes habituales. Acudió a la clínica para una cita por la tarde, después de pasar la hora del mediodía fuera en uno de los primeros días cálidos de primavera. La temperatura era de 25°C (77°F), y el paciente estaba renuente a evitar el calor y la luz del sol después de una primavera más fría de lo normal. Normalmente viene para ajustes y mantenimiento de su salud gastrointestinal.

Hoy, Bruce pensó que podría haber estado demasiado tiempo bajo el sol sin protección solar. Su piel estaba enrojecida y caliente al tacto. Se sentía mal, con síntomas de debilidad y fatiga, y en la última hora, se sentía mareado y con náuseas. Ya había tenido golpe de calor antes y pensó que podría estar comenzando de nuevo. Bruce prefirió omitir el tratamiento de ajuste habitual y pidió ayuda con estos posibles síntomas de golpe de calor. Parecía estar empeorando rápidamente, y sus síntomas de golpe de calor estaban aumentando cuando lo coloqué en la camilla.

Inserté las agujas en los puntos favoritos clínicos de la Estrategia Mágica 4 para el Calor, tratando los canales del ID e Hígado en el lado izquierdo, y los canales del Corazón y Vesícula Biliar en el lado derecho. En este caso, los síntomas eran generalizados y bilaterales. No fue necesario seguir una regla contralateral, así que elegí los lados por conveniencia de la posición del paciente y comodidad anatómica. En unos minutos, Bruce dijo que se sentía mejor y que sus sensaciones de calor se redujeron inmediatamente. Las agujas se mantuvieron durante treinta minutos completos. Al final de este período, Bruce dijo que se sentía de nuevo como él mismo y que los síntomas se habían resuelto por completo. Ya no experimentaba náuseas ni calor, su energía había vuelto y estaba muy agradecido de poder regresar a sus actividades normales de la tarde y el fin de semana.

Estrategia Mágica 4 para Mujeres

INDICACIONES: Temas de salud femenina y ayuda para equilibrar hormonas (ilustración 24). Este mapa se centra menos en los órganos reproductivos físicos y más en las hormonas femeninas. Útil para la regulación del estado de ánimo, menstruación irregular, sudores nocturnos y sofocos. (Para síntomas de calor, recomiendo añadir los dos canales de órganos que regulan el calor, Hígado e Intestino Delgado, según sea necesario).

NOTA 1: El enfoque está en equilibrar el sistema del canal del órgano del Bazo. Es un código simbólico en la Medicina China y está más estrechamente relacionado con la salud de las mujeres, como lo demuestran sus manifestaciones de síntomas y sus funciones: El Bazo produce sangre, controla la sangre, maneja la hinchazón y la humedad (inflamación, retención de líquidos, etc.). Por lo tanto, el Bazo es el principal regulador de las hormonas de las mujeres.

NOTA 2: Asegúrate de seguir obedeciendo las reglas de los Sistemas Simples y sus requisitos contralaterales/ipsilaterales. Elige el lado contralateral adecuado para aquellos canales que equilibran los canales principales afectados, si los síntomas son unilaterales.

Estrategia Mágica 4 para Mujeres

- Puntos Clínicos Favoritos -
(no convertibles)

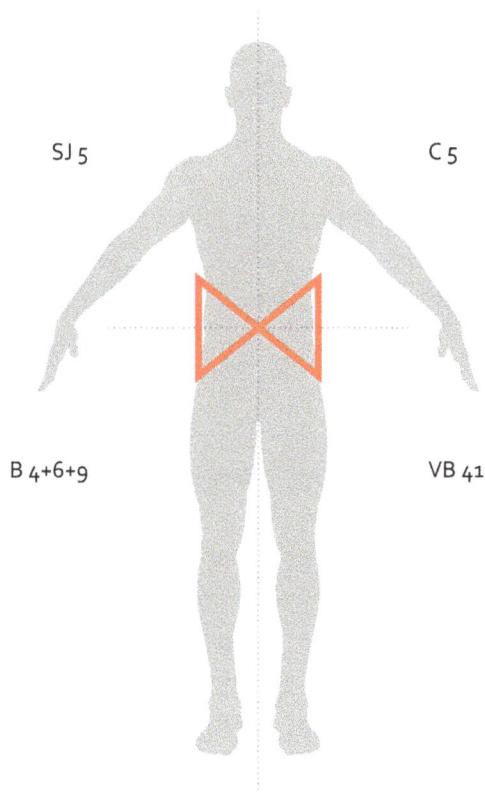

SJ 5

C 5

B 4+6+9

VB 41

Ajustar/ Personalisar como vea necesario.
* Recuerde obedecer las reglas para contralateral, de ser necesario.

Dr. Sonia F. Tan

TAN ACADEMY
OF BALANCE

© Dr. Sonia F. Tan 2024

ILUSTRACIÓN 24

Estrategia Mágica 4 para Hombres

Esta sección requiere una introducción para identificar qué sistema de canal de órgano tiene más influencia en la salud masculina. ¿El hígado o el riñón? Vamos a examinar estos síntomas: estancamiento, coraje, ira, alto nivel de testosterona, flujo urogenital, la región inguinal que alberga la próstata, función eréctil y/o calor/cuerpo caliente. Este es el canal del Hígado y es el principal para equilibrar la salud masculina y las hormonas.

Si el órgano de la Vejiga está involucrado o si el hombre es geriátrico, entonces puedes considerar el sistema del órgano/canal del Riñón como el sistema disfuncional en lugar de, o a veces además de, el sistema del Hígado.

Dentro del balance hormonal masculino, de hecho, tenemos cuatro enfoques diferentes basados en el refinamiento de los síntomas.

Estrategia Mágica 4 para Hombres – Estrategia Basada en el Calor

INDICACIONES: Lo mejor para hombres que experimentan síntomas de calor, ira, irritabilidad o un cuerpo excesivamente caliente (ilustración 25).

NOTA 1: El enfoque se centra en equilibrar el Hígado y el calor. Esto es exactamente la Estrategia Mágica 4 para el Calor, que incluye al Hígado dentro de ella.

NOTA 2: Asegúrate de seguir obedeciendo las reglas de los Sistemas Simples y sus requisitos contralaterales/ipsilaterales. Elige el lado contralateral adecuado para aquellos canales que equilibran los principales canales afectados, si los síntomas son unilaterales.

Estrategia Mágica 4 para Hombre
- Basada en el Calor -

- Igual a la Estrategia Mágica 4 para el Calor -

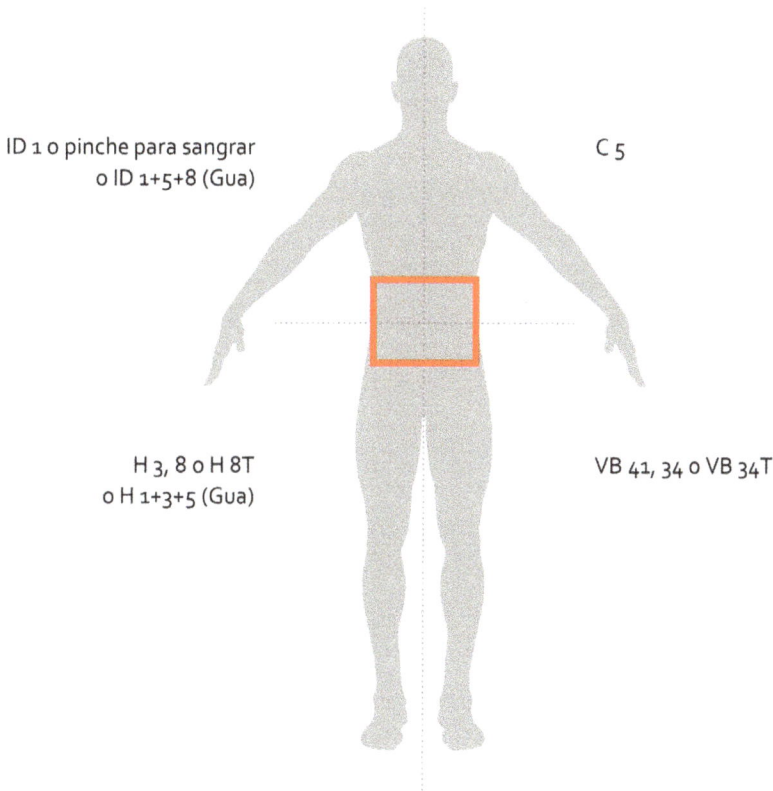

ID 1 o pinche para sangrar
o ID 1+5+8 (Gua)

C 5

H 3, 8 o H 8T
o H 1+3+5 (Gua)

VB 41, 34 o VB 34T

* Recuerde obedecer las reglas para contralateral, de ser necesario.

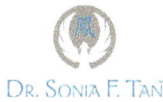

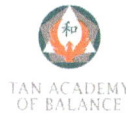

Dr. Sonia F. Tan

TAN ACADEMY
OF BALANCE

© Dr. Sonia F. Tan 2024

ILUSTRACIÓN 25

Estrategia Mágica 4 para Hombres – Estrategia Basada en Jueyin-Shaoyang

INDICACIONES: Lo mejor cuando el paciente tiene una personalidad tensa o apretada, su pulso es alámbrico, y el estrés se debe a tener una alta carga de trabajo, estar sobrecargado de actividades o necesitar constantemente tener algo que hacer (ilustración 26). Por ejemplo, disfunción eréctil debido al estrés por sentirse abrumado. Ampliamos más sobre el uso de esta base en el Nivel 3: Conversión de Canales.

NOTA: El enfoque se centra en equilibrar los canales del Hígado y Shaoyang. El canal Shaoyang actúa como el navegante que conecta el mundo exterior con el interior. Ajusta y personaliza los puntos según sea necesario. Por ejemplo, para la disfunción eréctil, mueve los puntos hacia la muñeca, la mano y los dedos hasta la punta.

NOTA 2: Asegúrate de seguir cumpliendo las reglas de los Sistemas Individuales y sus requisitos contralaterales/ipsilaterales. Elige el lado contralateral adecuado para aquellos canales que equilibren los canales principales afectados, si los síntomas son unilaterales.

Estrategia Mágica 4 para Hombre
- Basada en Jueyin-Shaoyang -

- Puntos de Ejemplo (no convertibles) para la disfunción eréctil -

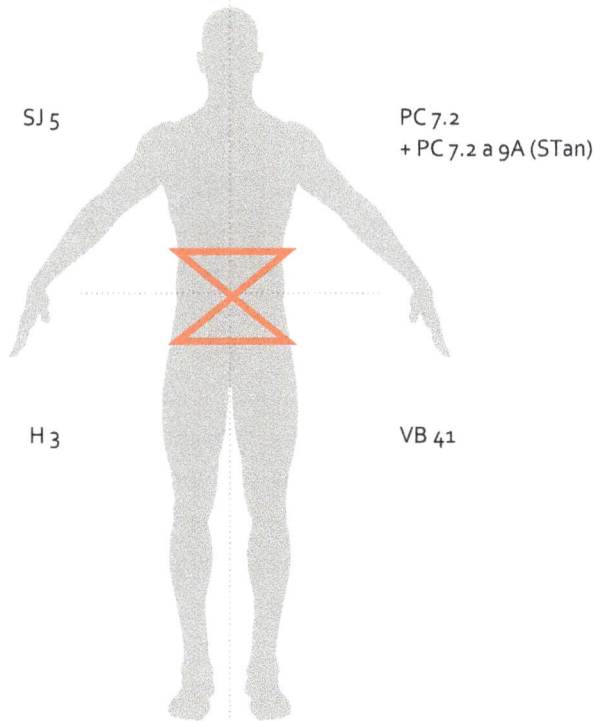

SJ 5

PC 7.2
+ PC 7.2 a 9A (STan)

H 3

VB 41

Ajustar / personalizar como prefiera. Por ejemplo, puedes añadir el
par regulador de calor de los canal es ID e H o la Estrategia Mágica 4 para el Calor.
*Recuerde obedecer las reglas para contralateral, de ser necesario.

Dr. Sonia F. Tan

TAN ACADEMY
OF BALANCE

© Dr. Sonia F. Tan 2024

ILUSTRACIÓN 26

Estrategia Mágica 4 para Hombres – Estrategia Basada en Jueyin-Yangming

INDICACIONES: Lo mejor para el paciente ansioso, nervioso, con constantes preocupaciones excesivas y que sobre piensa las cosas. Suelen tener un cuerpo delgado y un pulso débil. Su estrés proviene de sobre pensar todo, sintiendo la necesidad constante de actuar al respecto. Un ejemplo es la disfunción eréctil debido al estrés causado por nerviosismo y ansiedad (ilustración 27). Ampliamos más sobre los usos de esta base en el Nivel 3: Conversión de Canales.

NOTA 1: El enfoque está en equilibrar los canales del Hígado y Yangming. Puede que esta idea te confunda, ya que tu escuela te enseñó que el Bazo se relaciona con el sobre pensamiento. Sin embargo, si simplemente observamos la Teoría de los Canales, podemos ver que el canal Yangming fluye por la cabeza y alrededor de la mandíbula, lo cual funciona para digerir la información, no solo los alimentos. Si profundizamos en los trayectos de los *Luò Mài* (络脉/絡脉, canales de Conexión o Red), los Luò Mài de los canales Estómago y Yangming del Pie suben hacia la cabeza y llegan hasta el vértice (Maciocia, 2006). La acupuntura es un trabajo con los Canales, y cuando se utiliza de manera clásica y apropiada, puede mejorar tanto la comprensión de las funciones físicas, mentales y espirituales multifacéticas, como los resultados clínicos más eficientes. Ajusta y personaliza los puntos de acupuntura según sea necesario. Por ejemplo, para la disfunción eréctil, mueve los puntos hacia la muñeca, la mano, los dedos hasta la punta.

NOTA 2: Asegúrate de seguir las reglas de los Sistemas Simples y sus requisitos contralaterales/ipsilaterales. Elige el lado contralateral adecuado para equilibrar los canales principales enfermos, si los síntomas son unilaterales.

Estrategia Mágica 4 para Hombre
- Basada en Jueyin-Yangming -

- Puntos de Ejemplo para la disfunción eréctil -

IG 4.5 (Ling Gu)

PC 7.2
+PC 7.2 a 9A (STan)

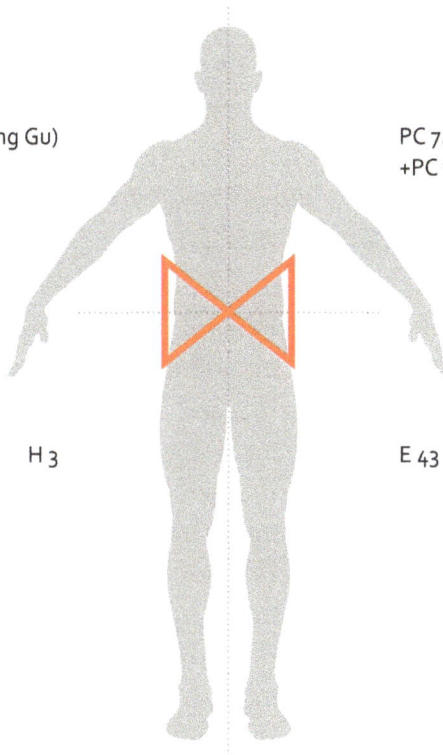

H 3

E 43

Ajustar / personalizar como prefiera. Por ejemplo, puedes añadir
el par regulador de calor de los canales ID e H o la Estrategia Mágica 4 para el Calor.
*Recuerde obedecer las reglas para contralateral, de ser necesario.

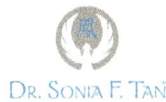

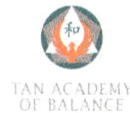

Dr. Sonia F. Tan

TAN ACADEMY
OF BALANCE

© Dr. Sonia F. Tan 2024

ILUSTRACIÓN 27

Estrategia Mágica 4 para Hombres –
Estrategia Basada en el Riñon

INDICACIONES: Lo mejor cuando determinas que el canal bloqueado del paciente masculino es más el canal del Riñón que el del Hígado. Por ejemplo, el paciente puede presentar síntomas como hipotiroidismo, rodillas frías y espalda fría; puede ser de edad avanzada o puede haberse excedido en las relaciones sexuales.

NOTA 1: El enfoque está en equilibrar el canal del Riñón. Has visto este patrón antes: es el mapa de la estrategia Mágica 4 para la Línea del Medio. Esta estrategia Mágica 4 para el Hombre–basada en el Riñón, incluye el canal del Riñón y la línea media, que abarca los órganos reproductivos. Ajusta y personaliza los puntos según sea necesario. Por ejemplo, para la disfunción eréctil, mueve los puntos hacia la muñeca, la mano y los dedos hasta la punta.

NOTA 2: Asegúrate de seguir las reglas de los Sistemas Simples y sus requisitos contralaterales/ipsilaterales al elegir el lado adecuado para equilibrar los canales principales enfermos, si los síntomas son unilaterales.

Estrategia Mágica 4 para Hombre
- Basada en el Riñon -

Ajuste su estrategia Mágica 4 para la Línea del Medio, por ejemplo:

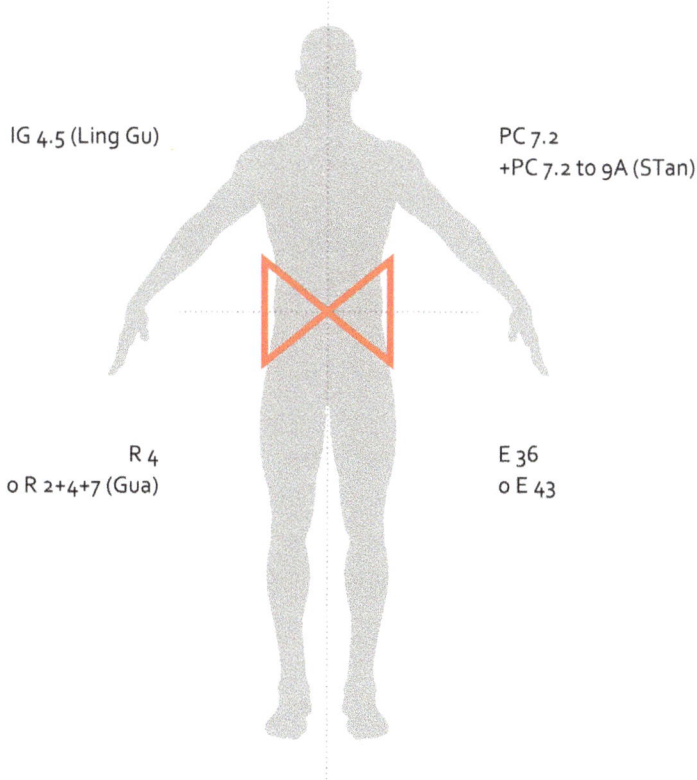

IG 4.5 (Ling Gu)

PC 7.2
+PC 7.2 to 9A (STan)

R 4
o R 2+4+7 (Gua)

E 36
o E 43

- modificado para disfunción eréctil -
* Recuerde obedecer las reglas para contralateral, de ser necesario.

DR. SONIA F. TAN

TAN ACADEMY
OF BALANCE

© Dr. Sonia F. Tan 2024

ILUSTRACIÓN 28

Estrategia OBGYN 8

Cuando el Shīfù Tan enseñaba este "Mapa", al igual que muchos de los anteriores, explicaba la lógica de cada canal elegido. Yo hago lo mismo cuando enseño en clases presenciales. Con el paso de los años, me di cuenta de que había una manera más fácil de memorizar este mapa. Le pedí que verificara si mi pensamiento era correcto, y él asintió con seguridad, "Sí, eso es correcto". Ahora, cuando enseño, simplemente introduzco el mapa de esta manera, ya que tiene más sentido para mí.

El mapa Ob-Gyn 8, o como nos gusta escribirlo en Acupuntura del Sistema de Balance, OBGYN 8, es fácil de memorizar porque combina dos mapas que ya he introducido: Estrategia Mágica 4 de la Línea del Medio y Estrategia Mágica 4 Para Mujeres. Los puntos favoritos clínicos son diferentes, sin embargo, los canales no lo son. Recuerda siempre enfocarte en los canales, no en los puntos. Shīfù Tan mencionó esto en clase y, sin embargo, a menudo se olvidaba o se perdía, ¡aquí tienes tu recordatorio!

INDICACIONES: Este mapa puede ayudar a tratar cualquier condición obstétrica y ginecológica (ver ilustración 29). Los síntomas pueden incluir menstruaciones irregulares, hinchazón, dismenorrea, amenorrea, menorragia, endometriosis, cambios de humor o irritabilidad. Este tratamiento también puede ayudar en el maduramiento cervical y puede ser utilizado para promover el trabajo de parto. Quiero enfatizar de nuevo, es útil para tratar CUALQUIER condición obstétrica y ginecológica. ¡Cualquiera!

NOTA 1: Asegúrate de seguir las reglas de los Sistemas Simples y sus requisitos contralaterales/ipsilaterales al elegir el lado adecuado para equilibrar los canales principales enfermos, si los síntomas son unilaterales. Por ejemplo, para la dismenorrea causada por un mioma en un lado del cuerpo, verifica exactamente qué canal está indicado o "enfermo" y obedece cualquier regla contralateral. Utiliza el canal de equilibrado apropiado para personalizar tu tratamiento y realiza una fila de puntos Āshì en la imagen especular del área del mioma.

NOTA 2: Cualquier problema estructural grande o anormalidad física de cierto tamaño, como se menciona en toda la Acupuntura del Sistema de Balance, tendrá limitaciones en cuanto a cuán lejos se puede llegar con los resultados clínicos y cuánto tiempo se mantendrán sin necesidad de tratamiento adicional. Sin embargo, aún puedes mejorar la calidad de vida del paciente y mantener este estado.

Estrategia OBGYN 8

- los puntos clínicos favoritos -
(no convertibles)

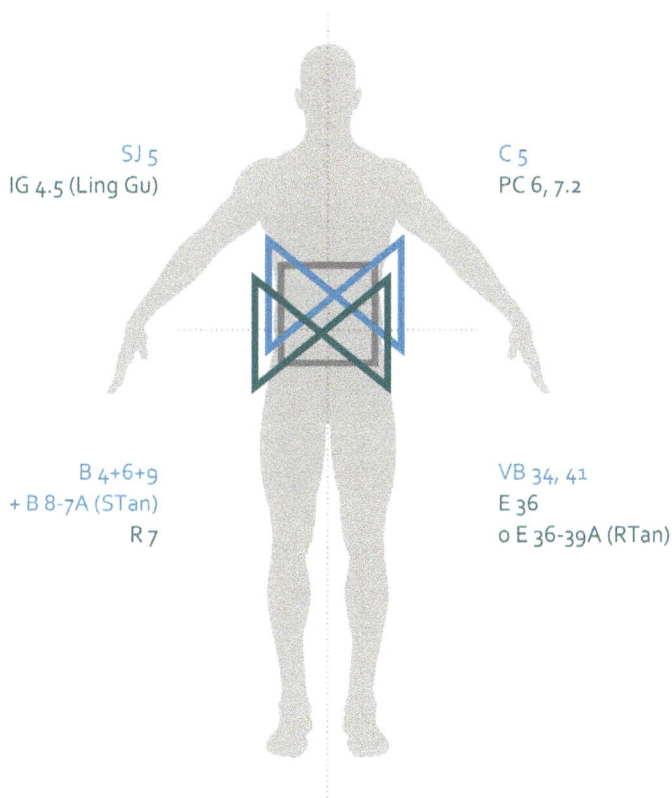

SJ 5
IG 4.5 (Ling Gu)

C 5
PC 6, 7.2

B 4+6+9
+ B 8-7A (STan)
R 7

VB 34, 41
E 36
o E 36-39A (RTan)

Ajustar / personalizar como prefiera.
* Recuerde obedecer las reglas para contralateral, de ser necesario.

DR. SONIA F. TAN

TAN ACADEMY
OF BALANCE

ILUSTRACIÓN 29

RESUMEN

L OS FUNDAMENTOS DE LA Acupuntura del Sistema de Balance son críticos para dominar antes de sumergirse en herramientas y capas más profundas del sistema. Más importante aún, son esenciales para obtener resultados efectivos y eficientes en la práctica clínica. Este capítulo final resumirá y repasará algunas ideas clave en la Acupuntura del Sistema de Balance. Sigue estos conceptos para construir una práctica más sólida y proporcionar tratamientos más efectivos.

Puntos Clave

Los Cinco Pasos del Sistema de Acupuntura Balance

1. ***Diagnostica utilizando la Teoría de los Canales***. ¿Qué canal está enfermo o refleja un bloqueo?
2. ***Evalúa cuáles son los canales de balance***. Tienes cinco sistemas principales de Balance Simple para elegir y un sexto sistema adicional si lo deseas. Si el área de bloqueo está entre dos canales en el área de balance, también necesitarás ir entre esos dos canales.
3. ***Elige tus puntos de acupuntura usando el Espejo o la Imagen (Holografía)***. Ahora tienes varios diagramas para elegir y, aunque hay más, los contenidos en este libro son los más ampliamente utilizados. Utiliza los puntos de imagen especular de Acupuntura del Sistema de Balance para una gran efectividad clínica y resultados.

4. **Persigue el nivel de dolor o incomodidad hasta que se reduzca al menos en un 50 por ciento** (si estás tratando el dolor/tensión/incomodidad, etc.). Una vez que hayas alcanzado el marcador del 50 por ciento, sabes que has llegado al epicentro de tu objetivo y puedes evitar pasar más tiempo buscando una reducción del 100 por ciento, siempre que permitas el Paso 5.

5. **Deja que el Qì fluya durante al menos 30 minutos.** Deja que el Qì circule, fluya y refluya a través de todos los canales y circuitos para hacer su integración y procesamiento y permite que complete un ciclo (que toma veintinueve minutos). Probablemente encontrarás que el resto de la incomodidad restante ha desaparecido.

Mantenlo Simple

Mantén el mensaje al cuerpo lo más simple posible. Evita recurrir a un Sistema de Balance Global solo porque tienes un "mapa" pre hecho para ti. Piensa en lo que tienes frente a ti: ¿los síntomas realmente te están diciendo que el paciente necesita un balance de Sistema Múltiple, o puedes simplemente hacer un balance de un Solo Sistema? Si estás haciendo un Balance Múltiple, ¿cuál es la menor cantidad de meridianos que necesitas usar? A veces también necesitas elegir tu batalla y enfocarte primero en un conjunto de síntomas, la queja principal del paciente o algo que incluya dolor. Después de algunas sesiones haciendo esto, puedes notar que los "otros" síntomas que tu paciente había mencionado han desaparecido.

Cuando llegues al punto en que la queja principal esté mayormente resuelta, con al menos tres semanas de pocos o ningún síntoma, puedes cambiar tu enfoque. Pasa a enfocarte en otras cosas, mientras sigues utilizando algunos puntos o una estrategia de Balance Múltiple para la corrección continua de la queja principal original.

Educa a tu paciente sobre esta transición desde el principio, sobre cómo progresará el tratamiento. Dile al paciente que empezarás abordando la queja principal, reevaluarás después de una cierta cantidad de tratamientos (en la mayoría de los casos, al menos unas pocas semanas), y continuarás atacando cualquier queja restante hasta que la mayoría de los síntomas hayan desaparecido durante al menos dos a tres semanas. En este punto, es probable que ya no necesiten tratamientos correctivos y hayan "mini-graduado" de la mayoría de cualquier sintomatología (ninguna durante al menos dos semanas en la mayoría de los casos). La última etapa es su "graduación completa," donde solo están en una rutina "mantenimiento" o "ajuste", generalmente al menos cada temporada (la mayoría son cada cuatro a seis semanas).

Cuando Pensar de Manera Global

Cuando dos o más meridianos están bloqueados, o un canal está afectado en muchas áreas a lo largo del canal, entonces puedes necesitar considerar una estrategia de Balance de Múltiples Sistemas, por lo tanto, un tratamiento más fuerte o duradero. El balance de un solo sistema todavía funcionará, pero un balance múltiple funcionará aún mejor, creando un tratamiento más eficiente y duradero. Por último, siempre que haya un problema funcional o de medicina interna, debes usar un enfoque de Balance Múltiple.

Lì Gān Jiàn Yǐng 立竿见影 – Clavo un palo y veo la sombra.

Si no ves resultados "instantáneos" (por ejemplo, en el nivel de dolor, incomodidad, tensión o rango de movimiento), es posible que no hayas aplicado el método correctamente. Revisa para ver qué puedes haber hecho incorrectamente. Pregúntate las siguientes preguntas: ¿Qué he pasado por alto? ¿He omitido diagnosticar un canal que está enfermo? ¿He *utilizado el meridiano de balance correcto o no? ¿He traducido y aplicado correctamente la ubicación del espejo o la imagen?* Si revisas tus pasos y sientes que hiciste todo correctamente, deberías sospechar que el paciente puede tener una anormalidad física o una deformidad que no puede revertirse. Esto es para que estés más informado y también para educar al paciente. Si el paciente tiene este tipo de anormalidad, asegúrate de comunicar una perspectiva precisa de hasta dónde puedes llegar con los tratamientos. ¡Evita rendirte! Sigue adelante. A menudo, aún puedes reducir significativamente los niveles de dolor, hasta un 1 o 2 en la escala de dolor (o incomodidad) de 0 a 10, lo que mejorará la calidad de vida del paciente.

Recuerda que la Acupuntura del Sistema de Balance puede tratar más que el dolor. Tus tratamientos pueden restaurar la función, promover la curación celular y restaurar el estado adecuado de balanace en el cuerpo. Estás promoviendo el estado natural en el que el cuerpo debería estar y funcionar en armonía.

Imagen Espejo

Familiarízate bien con las imágenes espejo (ver ilustraciones 3 a 10). Puedes utilizar y superponer muchas imágenes espejo en un área que estás tratando con agujas para ser más eficiente. Por ejemplo, ¿Tienes que tratar tanto el abdomen bajo como la frente? Usa el antebrazo o la pierna, donde empleas tanto la imagen invertida de la cabeza como la imagen directa del cuerpo. Si el área bloqueada está entre dos canales, al tratar el área de balaance, coloca las agujas entre los dos canales de balance en áreas lo más parecidas anatómicamente posible. Siempre intenta colocar las agujas en el área bloqueada reflejada que deseas transformar.

Existen muchas más imágenes espejo. Si decides investigar más imágenes espejo, te recomiendo que las uses en un formato de Acupuntura del Sistema de Balance para una mayor efectividad. Shīfù Tan investigó muchas imágenes espejo y creó tratamientos multicapa con resultados poderosos. Si decides no investigar más imágenes espejo, también está bien: no tienes que encontrar más imágenes. He utilizado muchas de estas imágenes espejo principales (como se proporcionan en este libro) en mi práctica y no muchas adicionales, durante más de quince años. Mientras seas bueno en el diagnóstico de canales, puedas identificar el canal de balance apropiado o el "Mapa", traduzcas qué imagen espejo usar, y fortalezcas tus habilidades de palpación y de inserción con Dé Qì (qi de arrivo), ¡tendrás resultados asombrosos! Yo, así como muchos otros practicantes de este estilo de acupuntura, los tenemos.

Los Mapas prediseñados

El Dr. Richard Teh-Fu Tan compiló y probó minuciosamente los "Mapas Mágicos" pre-diseñados. Úsalos como tu plan de navegación para comenzar una práctica efectiva. Recuerda lo que te he dicho: puedes ser aún más efectivo personalizando dentro de estos "Mapas Mágicos". Mientras conozcas las reglas del juego, puedes jugar bien dentro de ellas.

¿Qué sigue?

Una vez que aprendas las técnicas de este libro y las utilices bien para lograr buenos resultados con tus clientes, es posible que desees profundizar tu conocimiento y tu práctica. Por ejemplo, si quieres usar la Acupuntura del Sistema de Balance para tratar problemas de salud mental y medicina interna (como la inmunidad o el Síndrome del Intestino Irritable (SII), relacionado con el estrés), puedes tomar el Nivel 3: Conversión de Canales. ¿El paciente está afectado en todo y en todas partes? Toma el seminario de Nivel 4: El Sistema de los Doce Meridianos. El Nivel 5 cubre problemas de Balance de las Cinco Fases (es decir, los Cinco Elementos), y el Nivel 6: Balance en las Estaciones es para aquellas condiciones que ocurren anualmente o por temporadas. Después de eso, estarás en otro nivel y las clases más avanzadas discuten la combinación de estrategias sin romper las reglas y abordan casos difíciles y complejos.

Aunque tu viaje podría terminar solo con la Acupuntura del Sistema de Balance, podrías continuar profundizando en otras esencias de la metafísica china, como el *Fēng Shuǐ* 风水/風水 (geomancia) y la astrología china, que fueron practicadas clásicamente por los médicos de la antigua China. Por ejemplo, podrías aprender cómo integrar el uso de una carta de astrología china en una sesión de acupuntura o en elecciones de estilo de vida y dieta, creando un plan de salud verdaderamente específico y personalizado. También podrías explorar el aprendizaje del Fēng Shuǐ y poder asesorar hasta cierto punto sobre el entorno del hogar del paciente.

Otra área valiosa de la Teoría de los Canales que podrías querer incorporar a tu práctica es aprender en profundidad sobre los Ocho Vasos Extraordinarios y los Canales Luò y cómo integrarlos de acuerdo con la Teoría de los Canales. Comprender estos vasos puede ayudarte a profundizar en los aspectos psicoemocionales y psicoespirituales del cuerpo (es decir, a veces referido como el campo de la psiconeuroinmunología). Esto puede ayudarte a tratar condiciones como el trauma y el duelo profundo no resuelto, o ayudar a un paciente a lidiar con transiciones en la vida, etc. Un mundo completamente nuevo se abrirá en tu práctica y para tus pacientes.

Independientemente de cómo elijas emprender tu viaje, te animo a simplemente hacerlo: viaja, avanza. Haz preguntas. Únete a mí en persona. Estoy aquí para ti cuando me necesites. Únete a las clases de otro maestro si deseas otra perspectiva. A lo largo de tu viaje, recuerda crecer, superponer y transformar. Así es como la medicina sigue adelante, sobrevive y evoluciona. Disfruta del viaje.

—*Dr. Sonia F. Tan*, BA, BA(H), DAOM, R.Ac., R.TCM.P.

GLOSARIO

Los términos a continuación son los mencionados en este libro, con la excepción de los nombres de los Canales de Acupuntura. Los términos están enumerados en orden alfabético según su pinyin.

Pinyin	Chino Simplificado	Chino Tradicional	Español
Āshì	阿是	阿是	Punto de Mayor Sensibilidad
Bā Gāng Biàn Zhèng	八纲辩证	八綱辯證	Ocho Principios
Bā Guà	八卦	八卦	Ocho Símbolos Ocho Trigramas Ocho Hexagramas
Bèi Jí Qiān Jīn Yào Fāng	备急千金要方	备急千金要方	*Prescripciones esenciales que valen mil de oro para cada emergencia*
Běn Biāo	本标	本標	Causa de Raíz y síntomas o Rama de una Enfermedad
Biǎo-Lǐ	表里	表裡	Exterior-Interior
Bié-Jīng	别经	別經	Rama–Canal
Cān Tóng Qì	参同契	参同契	*El Sello de Unidad de los Tres*

Pinyin	Chino Simplificado	Chino Tradicional	Español
Cùn	寸	寸	Unidad de medida o pulgada
Dà Bái	大白	大白	Gran Blanco
Dé Qì	得气	得氣	Arrivo del Qi (sensación al acupunturar)
Dì	地	地	Tierra
Fēng Shuǐ	风水	風水	Literal: "Viento-Agua" Geomancia
Fú Xī	伏羲	伏羲	El primer mítico Emperador Chino
Fú Xī Bā Guà	伏羲八卦	伏羲八卦	Bā Guà del Cielo Temprano
Hé	合	合	Sí mismo
Huáng Dì Nèi Jīng	黄帝内经	黄帝內經	*El Clásico de Medicina Interna del Emperador Amarillo*
Jīng-Luò	经络	經絡	Canal Meridiano Camino Ruta canal Conexión o Red
Lì *Gān* Jiàn Yǐng	立竿见影	立竿見影	Clavo un Palo y veo la Sombra; Efecto instantáneo
Líng Gǔ	灵骨	靈骨	Hueso Espiritual
Luò Mài	络脉	絡脉	Canal que conecta Red de Canales
Míng	名	名	Nombre
Qì	气	氣	Qi

Pinyin	Chino Simplificado	Chino Tradicional	Español
Quán Xī	全息	全息	Micro Sistema Holográfico
Rén	人	人	Humanidad
Rú shěn zāo féng zhāng dì èr shí wǔ	如審遭逢章第二十五	如審遭逢章第二十五	*Capítulo 25: Examinación del sufrimiento*
Sān Cái	三才	三才	Tres Esencias/ Tesoros
Shǎo Yáng	少阳	少陽	Yang Disminuido
Shǎo Yīn	少阴	少陰	Yin Disminuido
Shīfù	师傅	師傅	Maestro (honorífico)
Tài Jí	太极	太極	Ultimo Supremo
Tài Yáng	太阳	太陽	Gran Yang
Tài Yīn	太阴	太陰	Gran Yin
Tǐ Yìng Quán Xī	体应全息	體應全息	Módelo de Correspondencia Holográfica de Tejidos
Tiān	天	天	Cielo
Wěn Hé	吻合	吻合	Coincidir Unir Corresponder a
Wén Wáng Bā Guà,	文王八卦	文王八卦	Bā Guà del Rey Wen del Cielo Tardío.
Wú Jí	无际	無際	Universo Primordial
Wǔ Xíng	五行	五行	Cinco Fases Cinco Elementos
Xiè xiè	谢谢	謝謝	Gracias
Yáng	阳	陽	Yang

Pinyin	Chino Simplificado	Chino Tradicional	Español
Yáo	爻	爻	Lineas de Barra
Yì Jīng	易经	易經	*El Libro de Los Cambios* *El I Ching*
Yīn	阴	陰	Yin
Yuán Qì	原气	原氣	Qi Original Qi Ancestral
Zàng Fǔ	脏腑	臟腑	Órganos
Zhōng Bái	中白	中白	Blanco del centro/medio
Zhōng Guān	中关	中關	Puerta del Medio Pase del Medio

REFERENCIAS

Alfaro, A. (2014). How to balance for Otitis Uveitis Nasal Congestions Sinusitis and Internal Disorders. Taiwan.

Chen, C., Chen, Y., & Twicken, D. (2003). *I Ching Acupuncture.* California: I Ching Acupuncture Center.

Deadman, P., & Al-Khafaji, M. (2000). *A Manual of Acupuncture.* East Sussex: Journal of Chinese Medicine Publications.

Dharmananda, S. (2001). *SUN SIMIAO: Author of the Earliest Chinese Encyclopedia for Clinical Practice.* From Institute for Traditional Medicine: http://www.itmonline.org/arts/sunsimiao.htm

Dorsher, P. (2006). Trigger Points and Acupuncture Points: Anatomical and Clinical Correlations. *Medical Acupuncture, 17*(3), 20-23.

Dorsher, P. (2008). Optimal Localization of Acupuncture Points: Implications for Acupuncture Practice, Education, and Research. *Medical Acupuncture, 20*(3), 147-150.

Dorsher, P. (2009). Myofascial Meridians as Anatomical Evidence of Acupuncture Channels. *Medical Acupuncture, 21*(2), 91-97.

Longhurst, J. (2010). Defining Meridians: A Modern Basis of Understanding. *Journal of Acupuncture and Meridian Studies.*

Maciocia, G. (2006). *The Channels of Acupuncture.* Philadelphia: Elsevier.

Pregadio, F. (2011). The Seal of the Unity of the Three. In S. 66-67, *The Seal of the Unity of the Three* (p. 107). Mountain View, CA: Golden Elixer Press.

Tan, R. T.-F. (2003). *Dr. Tan's Strategy of Twelve Magical Points.* San Diego: Richard Teh-Fu Tan, OMD, L.Ac.

Tan, R. T.-F. (2007). *Acupuncture 1,2,3.* San Diego: Dr. Richard Teh-Fu Tan, OMD, L.Ac.

Tan, R. T.-F., & Rush, S. (1994). *Twenty-Four More in Acupuncture: Advanced Principles and Techniques.* San Diego: Richard Tan, OMD, L.Ac.

Tan, R. T.-F., & Rush, S. (1996). *Twelve and Twelve in Acupuncture: Advanced Princples and Techniques-Second Edition.* San Diego: Richard Tan, OMD, L.Ac.

Tan, S. F. (n.d.). *Copyright Sonia F. Tan 2020.* Vancouver.

Tan, S. F. (2004 to 2015). *Balance Method - Core Foundations, Advanced Track and Three Essentials courses.* North America.

Tan, S. F. (2004 to 2020). *Balance Method courses and Balance System Acupuncture teachings of Sonia F. Tan.* North America: Dr. Sonia F. Tan, DAOM, RAc, RTCMP.

Tan, S. F. (2010 to 2011). *Classical Feng Shui Practitioner Certification training with Marlyna Los.* Vancouver: Marlyna Los.

Tan, S. F. (2016). A retrospective case series analysis on a novel acupuncture and Traditional Chinese Medicine diagnostic and treatment approach, and its efficacy results in treating allergic rhinitis [Doctoral capstone project, Yo San University, Los Angeles]. https://yosan.edu/wp-content/uploads/2018/11/Novel-Traditional-Chinese-Medicines-results-in-treating-Allergic-Rhinitis-by-Sonia-F-Tan.pdf

Travell, J., & Simons, D. (1982&1983). *Myofascial Pain and Dysfunction: The Trigger Point Manual, Vols 1&2.* Baltimore: Williams & Wilkins.

Twicken, D. (2012). *I-Ching Acupuncture-The Balance Method.* London: Singing Dragon.

Young, W. (2008). *Lectures on Tung's Acupuncture Therpeutic System.* California: American Chinese Medical Culture Center.

Young, W., Chang, C., & Morris, W. (2003). *The Theory and Application of Ti Ying Quan Xi (Tissue Correspondence Holographic Model).* Korea: Korea.

Young, W.-C. (n.d.). *http://www.drweichiehyoung.com/dr-young-tungs-acupuncture.* From Dr Wei-Chieh Young.

ACERCA DE LA AUTORA

La Dra. Sonia F. Tan, BA, BA(H), DTCM Dip, DAOM, R.Ac., R.TCM.P., ha estado guiando a las personas en su camino hacia la salud en el mundo de la Medicina Tradicional China desde 2006. Es Doctora en Acupuntura y Medicina Oriental (grado DAOM), Acupunturista Registrada (R.Ac.) y Practicante Registrada de Medicina Tradicional China (R.TCM.P.). Obtuvo su doctorado en investigación clínica de la Universidad Yo San de Medicina Tradicional China en Los Ángeles, California, y recibió el Premio de Distinción DAOM (por excelencia en investigación clínica y trabajo didáctico clínico). Su investigación se centró en "Un enfoque novedoso para tratar la rinitis alérgica y sus resultados de eficacia". También es graduada del programa de Medicina Tradicional China de cinco años de la International College of Traditional Chinese Medicine de Vancouver.

La Dra. Sonia F. Tan es una de las pocas practicantes de nivel Gold certificadas del fallecido Dr. Richard Tan y él mismo le otorgó personalmente el permiso para llamarlo *Shīfù* 师傅/師傅 (Maestro honorífico). Es Practicante Certificada de Nivel Gold del Método Balance del Dr. Richard Teh-Fu Tan y estudió el Método Balance con él desde 2004 hasta su fallecimiento en 2015. Los cursos más avanzados después de todos los niveles del Método Balance fueron completados primero por un grupo de dieciséis estudiantes senior, y la Dra. Sonia F. Tan fue una de esos dieciséis.

Con la bendición de sus compañeros estudiantes senior directos para transmitir el legado del Método Balance, desarrolló y creó el primer programa de certificación en Método Balance/Acupuntura del Sistema en una institución pública post-secundaria acreditada: Langara College en Vancouver, lanzado en 2018.

En 2010, la Dra. Sonia F. Tan tuvo el honor de ser nombrada y formar parte de los Equipos Médicos de los Juegos Olímpicos y Paralímpicos de Vancouver 2010. Desde 2013, ha estado enseñando y dando discursos magistrales, además de haber sido invitada en numerosos programas de medios de comunicación. También ha completado muchos cursos complementarios y avanzados, como Sanación con Sonido, Aromaterapia Clínica y Aceites Esenciales en la Medicina Tradicional China, el Método Balance del Dr. Richard Teh-Fu Tan (una de las pocas practicantes certificadas de Nivel Gold), y el enfoque de los Ocho Vasos Extraordinarios de los Doctores Jeffrey Yuen e Yvonne Farrell, los cuales continúa utilizando en su práctica.

Además, siguiendo los pasos de su abuelo y bajo el paraguas clásico de la Medicina China, la Dra. Sonia F. Tan ha completado aprendizajes en Metáfisica Chinaa en áreas como la Astrología China, la Lectura Facial y el *Fēng Shuǐ* 风水/風水 (geomancia clásica). Completó estas certificaciones bajo la guía de varios maestros en 2011. Es discípula directa de la primera clase de graduados del difunto Gran Maestro Dr. Richard Teh-Fu Tan y está certificada en *Bā Zì* 八字 (Astrología China de los Ocho Caracteres o Símbolos). También se ha formado y es practicante certificada de Fēng Shuǐ y Astrología China desde 2011 bajo la tutela de la Maestra Marlyna Los. Como estudiante de diversas artes marciales desde 1995, la Dra. Sonia F. Tan está agradecida a su Shīfù, el difunto Dale Johns, por su base, y a Shīfù Matthew Dyck por seguir guiándola en este camino.

Dr. Sonia F. Tan is grateful to her patients, practice, and her award-winning clinic in Vancouver, BC, Canada. Following in the footsteps of both her grandfathers, Sonia is immersed in all aspects of Chinese Metaphysics, and thoroughly enjoys educating and inspiring others!

ACERCA DEL AUTOR DEL PRÓLOGO

John Mini, MScM, L.Ac., es un acupunturista y herbolario con licencia que ha vivido y trabajado en el área de la bahía de San Francisco, California, desde 1988. Comenzó a estudiar Medicina China, filosofía taoísta y las creencias y ciencias de las culturas indígenas desde una edad temprana, y siempre ha mantenido su entusiasmo en estas áreas. Además de su práctica de acupuntura, ha estudiado y utilizado su conocimiento de las ciencias indígenas y modernas para descubrir la mejor manera de ayudar a sus pacientes. Fue uno de los estudiantes senior del Dr. Richard Teh-Fu Tan y ha utilizado el Método Balanace desde su primer encuentro con Shīfù Tan a mediados de la década de los 90. John es uno de los "Primeros Dieciséis" de Shīfù Tan. Los resultados de su investigación y experiencia lo han llevado a escribir, trabajar en organizaciones sin fines de lucro, y liderar seminarios y talleres para ayudar a más personas de las que puede tratar en su consulta médica privada. John Mini también es autor del libro *Marijuana Syndromes: How to Balance the Effects of Cannabis with Traditional Chinese Medicine.*

SOBRE EL TRADUCTOR

Julio Richero, argentino, comienza su carrera de metafísica china en 2017, de la mano de la astrología Ba Zi. Luego de leer el libro de quien sería su maestro formador en astrología, el Dr. Jin Peh, le conoce en el mismo año, en la Convención Internacional de Feng Shui de Manila. El Dr. Jin Peh accede a formarlo como su alumno por los próximos años, tomando sus clases en Portugal, Alemania y Holanda. Debido a la pandemia de 2020, los estudios con el Maestro Jin Peh continúan de forma virtual.

Es en este año, 2020, en que Julio conoce a su alumno hermano Ananias Toledo, Acupunturista chileno, quien el Maestro Jin Peh accede a enseñar. Ananias muestra un gran interés y talento para la metafísica desde el principio, ya que además ha trabajado en el sector público y privado realizando acupuntura desde el año 2016, también impartiendo clases sobre el mismo contenido en distintas instituciones educativas en chile y abriendo su propia escuela de medicina china, llamada Yuanfen (@yuanfen_escuela) en el año 2022 buscando ampliar la metafísica china y su relación con la medicina y junto con Julio hasta el día de hoy siguen con sus estudios en astrología bajo las enseñanzas del maestro Jin Peh.

En el año 2023, Ananias Toledo, mediante su escuela Yuanfen en Chile, sintiendo gran admiración por la labor del difunto Dashi Richard F. Tan, contacta con ayuda de la traducción de Julio Richero a la Dra. Sonia F. Tan para poder coordinar clases por primera vez en Chile de los niveles I y II del Sistema de Acupuntura de Balance, permitiendo que sus estudiantes puedan tener acceso a este hermoso conocimiento. Así como se comenta en el prólogo de este libro y surge del mismo, la Dra. Tan no solamente es una excelente profesional con experiencia, sino también una persona muy amable y cordial en el trato, cuyo interés por hacer que el arte progrese y mejore está por sobre sus intereses personales.

Luego de las clases dictadas en abril de 2024 en la escuela Yuanfen en Chile, traducidas por Julio Richero, surge además de un gran vinculo de aprendizaje, uno de cordialidad con la Dra. Sonia F Tan, la cual muy amablemente accede a que se realice la traducción de su libro.

Es un gran honor para Julio Richero poder traducir el libro de la Dra. S.F.Tan, para que sus avanzados conocimientos puedan llegar a toda la población de habla hispana, permitiendo a los acupunturistas y aficionados por la Medicina China y la Metafísica, mejorar sus prácticas y al Sistema de Acupuntura Balance, permitiéndole a éste ir aún más allá de lo que ha llegado.

www.ingramcontent.com/pod-product-compliance
Lightning Source LLC
Chambersburg PA
CBHW052338210326
41597CB00031B/5297